KURSBUCH

ARTHROSE

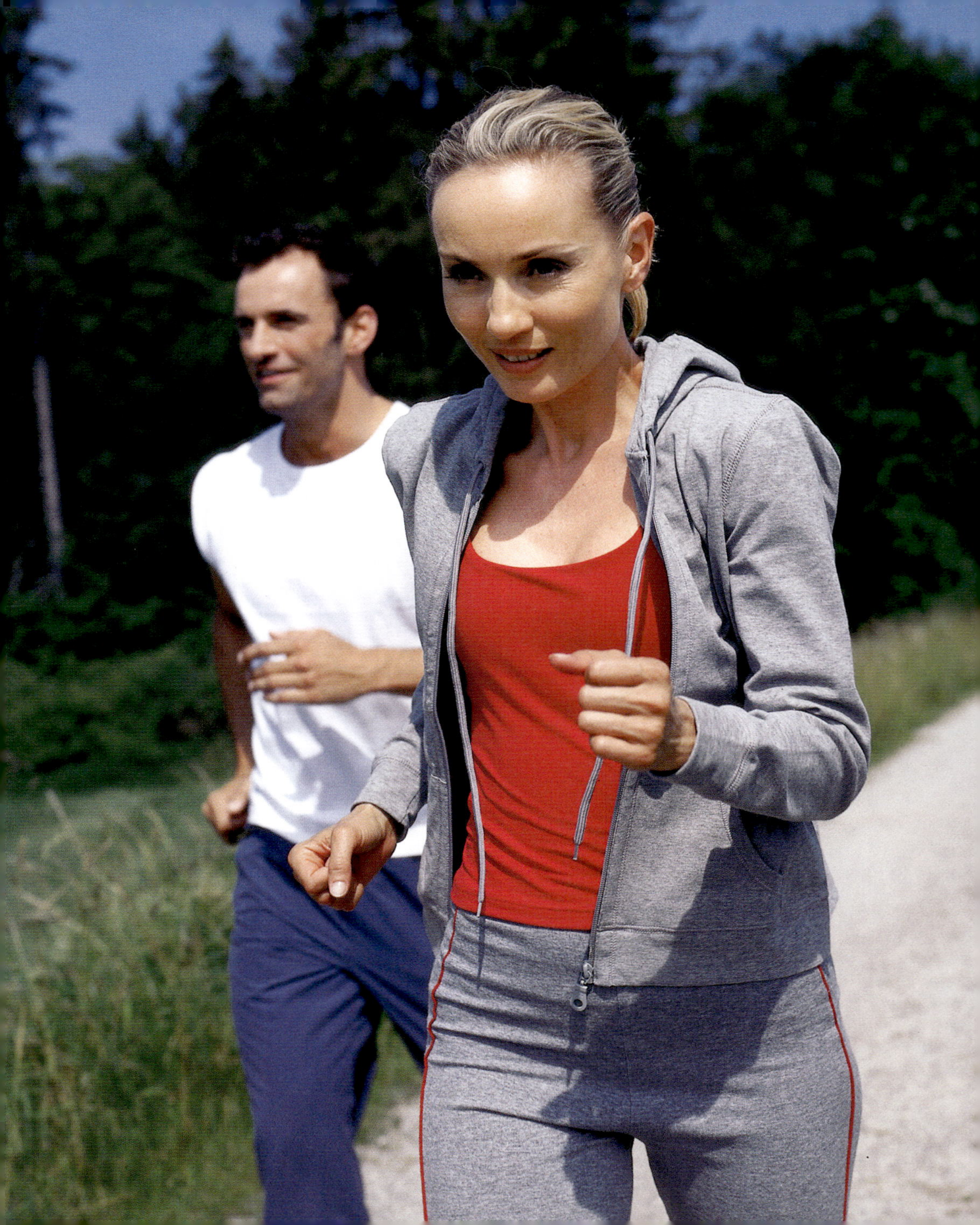

DR. MED. ALEXANDER RÜMELIN

KURSBUCH ARTHROSE

Erkrankungen der Gelenke
effektiv vorbeugen und typgerecht behandeln

Weltbild

INHALT

Vorwort 8

Arthrose – was ist das überhaupt? 10

Diagnose Arthrose 12

Die Funktion unserer Gelenke 12

Arthrose – »Gelenkverschleiß« 14

Die Stadien der Arthrose 16

Warnsignale und Symptome 18

Ursachen und Risikofaktoren 22

Die Zukunft mit Arthrose 23

Lässt sich Arthrose verhindern? 24

Umfassende Vorbeugung 24

Der Gang zum Arzt 30

Wann zum Arzt? 32

Die Arztwahl 32

Vorbereitung auf den Arztbesuch 35

Wie wird diagnostiziert? 36

Klinische Diagnostik 36

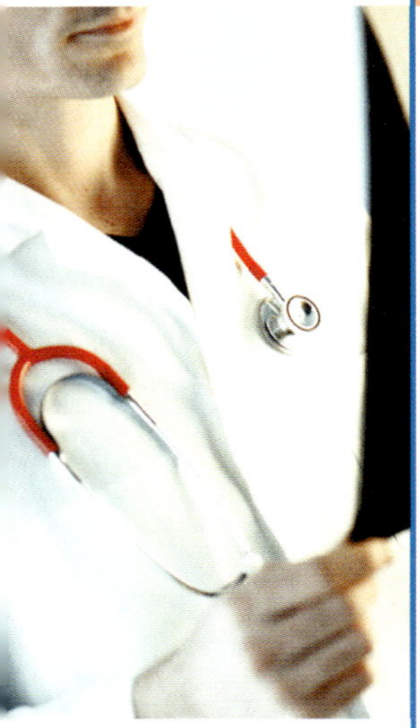

Die frühzeitige Diagnose ist das A und O in der Arthrosebehandlung.

Körperliche Untersuchung 38
Bildgebende Verfahren 42
Bluttest 44
Gelenkpunktion 44
Diagnostische Arthroskopie 46
Differentialdiagnose 46

Welche Behandlungen wirken? 50

Werden Sie schmerzfrei und beweglich! 52

Ziele der Behandlung 52

Konservative Therapien 53

Medikamentöse Therapie 53
Nichtmedikamentöse Verfahren 73
Ergänzende und alternative Therapien 87

Operative Verfahren 93

Arthroskopie/Gelenktoilette 94
Bioprothesen (Microfracturing, Abrasion) 95
Autologe Chondrozyten-Transplantation 96

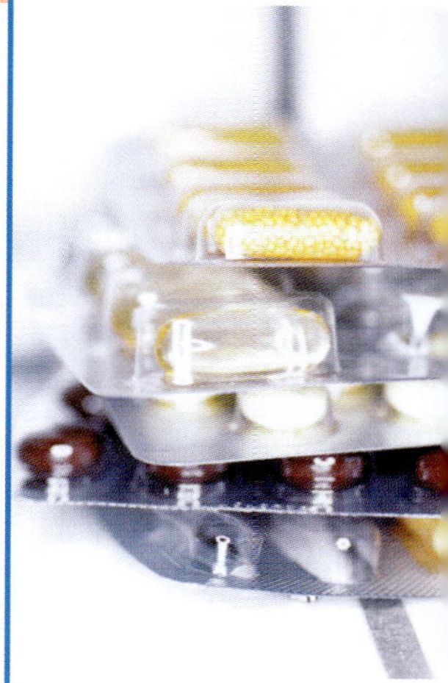

Es steht eine Vielzahl von sehr effektiven Methoden zur Arthrosetherapie zur Verfügung.

Achsenkorrigierende Maßnahmen (Osteotomie) 99

Künstlicher Gelenkersatz (Endoprothese) 100

Therapien bei dauerhaften Entzündungen 108

Das Rümelinsche Anti-Arthrose-Konzept 110

Jeder Arthrosepatient ist anders 112

Im Frühstadium 112

Im mittleren Stadium 115

Im späten Stadium 118

Fallbeispiele 120

Werden Sie Ihr eigener Arthrosemanager! 126

Ein starkes Arthroseteam 128

Realistische Ziele setzen 128

Regelmäßige Bewegung 131

Gewichtskontrolle 138

Schmerzbewältigung 143

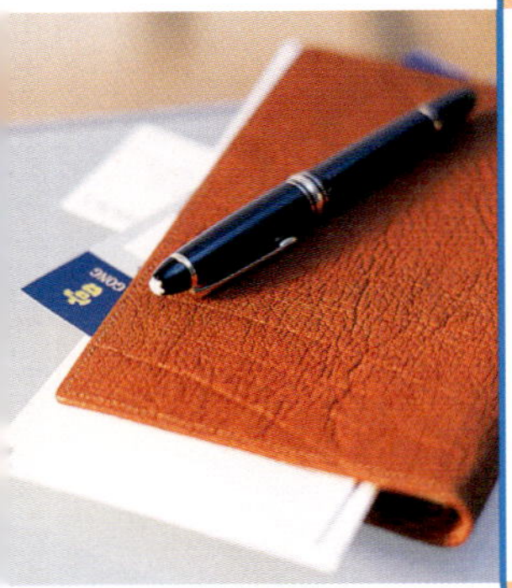

Management in Sachen Arthrose – nehmen Sie Ihre Gesundheit aktiv auch in die eigenen Hände!

Gute Körperhaltung 146

Medikamente richtig einnehmen 151

Tipps für Alltag und Beruf 152

Aktuelles aus der Arthroseforschung 153

Den Genen auf der Spur 154

Die Suche nach einer Prognose 155

Knorpel aus dem Labor 156

Neue Medikamente 157

Verbesserung bestehender Therapien 158

Ein Wort zum Schluss 159

Anhang 161

Glossar 161

Wichtige Adressen 177

Literatur 179

Über dieses Buch 181

Register 183

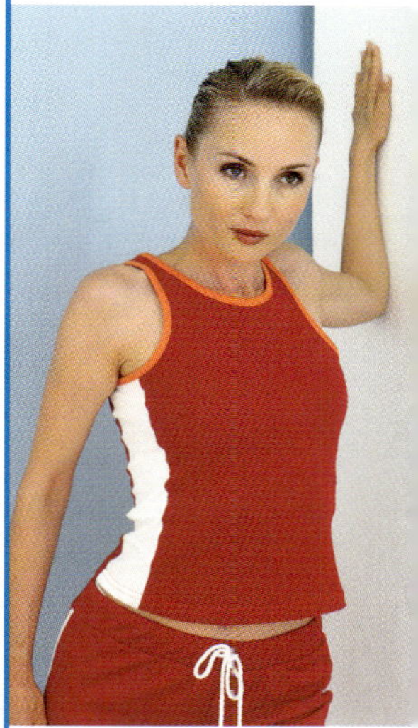

Die richtige Bewegung ist eine der Säulen in der Arthrose-behandlung.

Vorwort

Lieber Arthrosepatient,
mit diesem Ratgeber möchte ich Ihnen helfen, Ihre Erkrankung besser zu verstehen und damit umzugehen. Denn: Ein informierter Patient leidet deutlich weniger darunter. Ich möchte Ihnen vor allem aber auch aufzeigen, dass die moderne Medizin eine Reihe ausgesprochen wirksamer Therapien bietet, die Ihnen ein weitgehend unbeschwertes Leben ermöglichen. Dabei gibt es keine Standardtherapie. Deshalb sollten Sie sich einen Arzt suchen, dem Sie voll und ganz vertrauen; Ihr Arzt und Sie müssen ein gutes Team bilden, damit eine individuelle und maßgeschneiderte Behandlung für Ihren Fall gefunden wird. Und dann gibt es da noch etwas – Sie. Wie gut Sie mit Arthrose leben werden, hängt stark von Ihnen ab. Wenn Sie aktiv an der Therapie teilnehmen, werden Sie Ihre Beschwerden und auch das mögliche Fortschreiten der Erkrankung gut bewältigen.

Diagnose »Arthrose« – das ist zwar keine gute Nachricht, denn diese Krankheit ist leider noch nicht heilbar. Aber: Mit dem richtigen Arzt an Ihrer Seite und Ihrer aktiven Mithilfe können Sie Ihre Beschwerden gut in den Griff bekommen und viel dazu beitragen, um den weiteren Verschleiß des Gelenkknorpels aufzuhalten.

Information Schritt für Schritt

Mein Ziel in diesem Ratgeber ist es, Ihnen ein umfassendes Verständnis für Ihre Erkrankung zu geben. Dadurch sollen Sie natürlich nicht zum Mediziner werden, aber die verschiedenen Begriffe und Möglichkeiten rund um das Thema Arthrose einordnen können. Hierfür werde ich zunächst das Krankheitsbild genau erklären: Was ist Arthrose? Welche Warnsignale und Symptome, welche Ursachen und Risikofaktoren gibt es?
Dann komme ich zum Thema Vorbeugung: Wie können Sie bereits bei Ihren Kindern ansetzen, um die Entstehung von Arthrose im Alter zu vermeiden? Was können Sie für sich selbst tun, um Arthrose bzw. das Fortschreiten der Erkrankung zu vermeiden? Anschließend geht es um die Frage der Arztwahl: Wann sollten Sie zum Arzt gehen, wel-

cher ist der richtige für Sie? Das ist ausgesprochen wichtig, denn die Arthrosebehandlung ist eine langfristige Therapie, die ein vertrauensvolles und kompetentes Miteinander zwischen Ihnen und Ihrem Arzt erfordert.
In den folgenden Abschnitten dieses Ratgebers erkläre ich Ihnen genau, was Sie beim Arzt erwartet, welche diagnostischen Schritte auf Sie zukommen und welche therapeutischen Möglichkeiten es in der Arthrosetherapie gibt.

Auf Sie persönlich zugeschnitten

Im Kapitel »Das Rümelinsche Anti-Arthrose-Konzept« ab Seite 110 stelle ich Ihnen meine Methode der Arthrosebehandlung vor. Ihr Grundsatz: individuelle und maßgeschneiderte Therapien, denn nicht alle Arthrosepatienten sind gleich. Sie haben ganz spezielle Anforderungen und Voraussetzungen, die ich als Arzt berücksichtigen muss, wollen wir gemeinsam einen Behandlungserfolg erreichen.

Mehr wissen, besser leben!

Und damit komme ich zum Kernpunkt dieses Ratgebers: Sie sind der Mittelpunkt aller therapeutischen Bemühungen; werden Sie also auch Ihr eigener Arthrosemanager! Ab Seite 126 gebe ich Ihnen hierfür praktische Tipps und Maßnahmen an die Hand, die Sie in Ihr alltägliches Leben einbauen können und sollten.
Zum Abschluss dann ein Ausblick in die Zukunft: Die Forschung bleibt natürlich auch in der Medizin nicht stehen, und wir dürfen zuversichtlich sein, dass in einigen Jahren noch bessere therapeutische Möglichkeiten zur Verfügung stehen werden.

Ich wünsche Ihnen alles Gute – und passen Sie auf Ihre Gelenke auf!

Dr. med. Alexander Rümelin

Indem Sie dieses Buch lesen, tun Sie den ersten wichtigen Schritt, Ihre Erkrankung selbst in die Hand zu nehmen – Sie informieren sich. Generell gilt: Je früher man Arthrose aktiv vorbeugt oder individuell behandelt, desto besser lässt sich ihr Auftreten oder ihr Fortschreiten vermeiden.

Arthrose, im Volksmund auch Gelenkverschleiß genannt, ist eine der häufigsten Erkrankungen überhaupt. Wie sie sich äußert und wie man sich umfassend davor schützen kann, erfahren Sie hier.

Arthrose – was ist das überhaupt?

Ursachen, Symptome, Verlauf, Vorbeugung

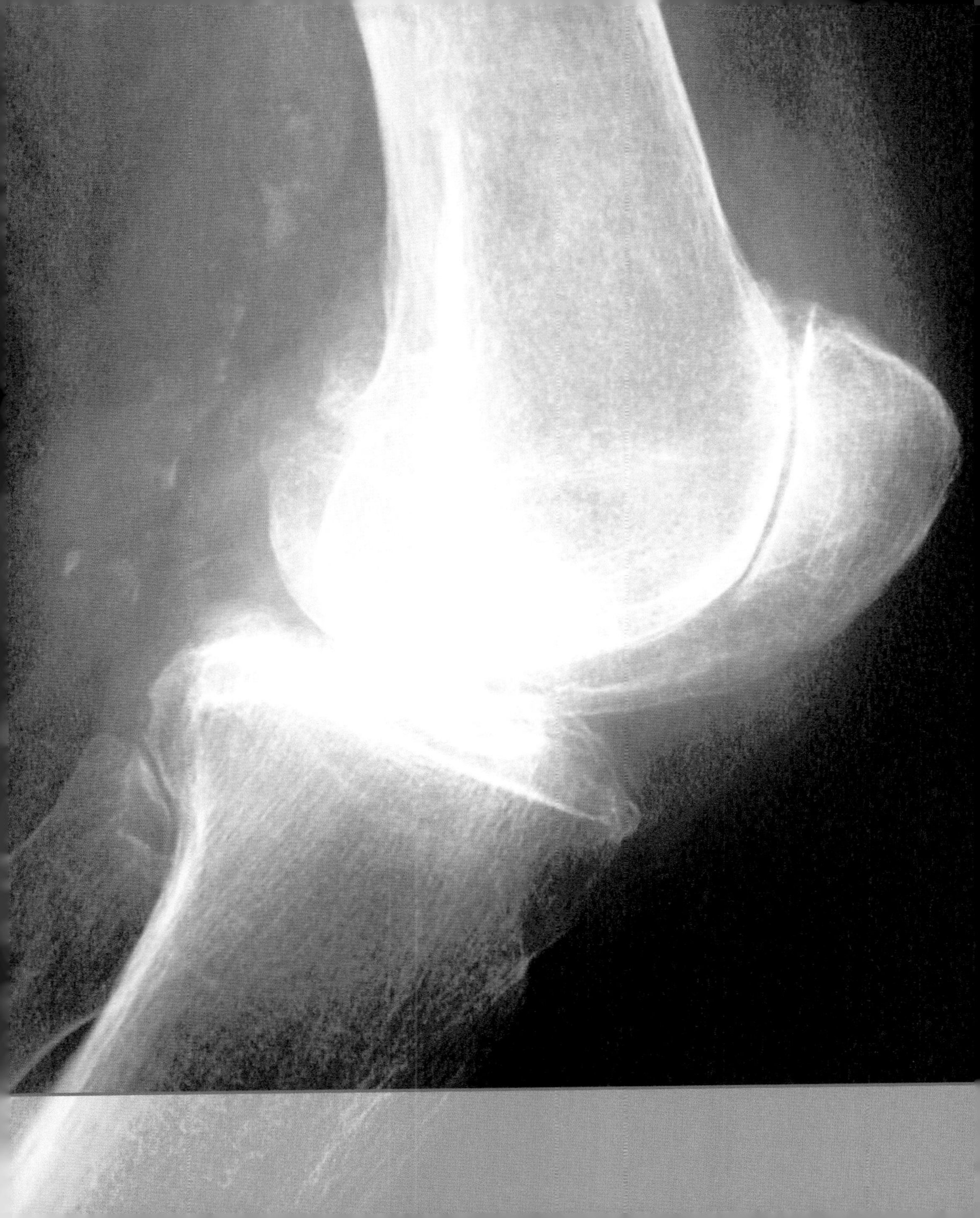

Diagnose Arthrose

Arthrose – eine Diagnose, die zunächst Angst macht vor der Zukunft. Gerade wenn man Schmerzen hat, fühlt man sich oft wehrlos. Deshalb soll Ihnen dieser Ratgeber ermöglichen, die Kontrolle über Ihre Erkrankung zu bekommen und Ihren Weg informiert und selbstverantwortlich zu gehen – natürlich immer mit Hilfe eines Arztes Ihres Vertrauens.

Lernen Sie so viel wie möglich über Arthrose – und Sie können die richtigen Fragen stellen, die Kontrolle über Ihren Behandlungsplan haben und sich die optimale Unterstützung auf dem Weg zu einem aktiven Leben trotz der Erkrankung suchen.

Die Funktion unserer Gelenke

Gelenke sind die beweglichen Bindeglieder zwischen Knochen. Erst durch sie werden wir mobil. Laufen, Treppensteigen, Greifen – tagtäglich vollführen wir zahlreiche Bewegungen dank unserer Gelenke. Je nach Funktion sind sie ganz unterschiedlich aufgebaut. Die Kopfgelenke sind die beweglichsten; der Kopf lässt sich in vielerlei Richtungen drehen, damit man möglichst viel sieht. Das Daumengelenk dagegen lässt sich nur beugen und strecken, um möglichst sicher greifen zu können. Kapseln, Bänder und Muskeln sichern die Gelenke zusätzlich.

Die Grafik zeigt den Aufbau eines Gelenks sowie die verschiedenen Gelenkarten.

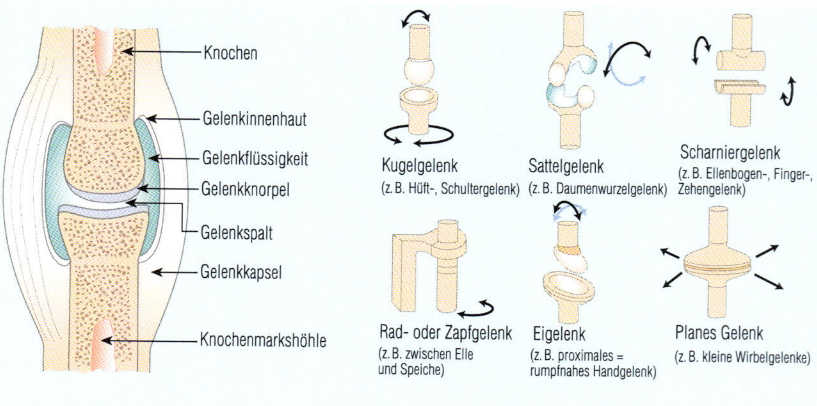

Der Knorpel – Schlüssel für gesunde Gelenke

- Der Gelenkknorpel überzieht die Gelenkknochenoberfläche, schützt sie und ermöglicht durch seine elastische und gleitfähige Struktur, dass diese reibungslos gegeneinander gleiten können. Er ist auch extrem widerstandsfähig und kann als Puffer Stoßbewegungen sehr gut abdämpfen.
- Der Gelenkknorpel erhält seine lebenswichtigen Nährstoffe aus der Gelenkschmiere (synoviale Flüssigkeit). Sie wird von der Innenhaut der Gelenkkapsel abgesondert, füllt den Gelenkspalt zwischen den Knochen aus und sorgt somit für die erforderliche Schmierung des Gelenks. Der Hauptbestandteil der synovialen Flüssigkeit ist Hyaluronsäure.
- Bewegung verteilt Nährstoffe über den gesamten Knorpel: Der Wechsel von Belastung und Entlastung garantiert eine ausreichende Versorgung der Knorpelzellen (Chondrozyten). Verbrauchte Stoffe und Schadstoffe werden bei Belastung aus dem Knorpel herausgepresst, neue Nährstoffe mit der Gelenkschmiere in der Entlastungsphase im Gelenkspalt verteilt.
- Die Knorpelzellen bilden eine gelartige Matrix, den eigentlichen Knorpel. Deren Hauptbestandteile sind Kollagenfasern (Gerüsteiweiß) und Proteoglykane (Zucker-Eiweiß-Verbindungen).
- Die Kollagenfasern bilden das Rahmengerüst, das dem Knorpel Stabilität und Struktur verleiht. Dieses wird von Proteoglykanen umgeben, die die Kollagenfasern zusammenhalten und durch ihre Fähigkeit, Wasser aufzunehmen, für Elastizität und Stoßdämpfung sorgen. Außerdem enthält die Matrix Glykosaminoglykane, zu denen ebenfalls Hyaluronsäure, aber auch Chondroitinsulfat u. a. gehören. Sie tragen dazu bei, die Proteoglykane an der Matrix festzuhalten, und bilden ein Gerüst, an das sich die Proteoglykane heften können. Weitere Bestandteile sind Proteine (Eiweiße) und Lipide (Fette).

Unsere Gelenke müssen harte Stöße und abrupte Bewegungen aushalten. Schon Tätigkeiten wie z. B. Joggen bedeuten für sie eine Belastung, die das Zwei- bis Dreifache des Körpergewichts betragen. Der gesunde Knorpel garantiert eine reibungslose Bewegung, verteilt die Belastung auf die Gelenkflächen, dämpft und federt und schützt die unter ihm liegenden Gelenkknochen vor Abrieb.

Die Grafik zeigt den Aufbau von Knorpel.

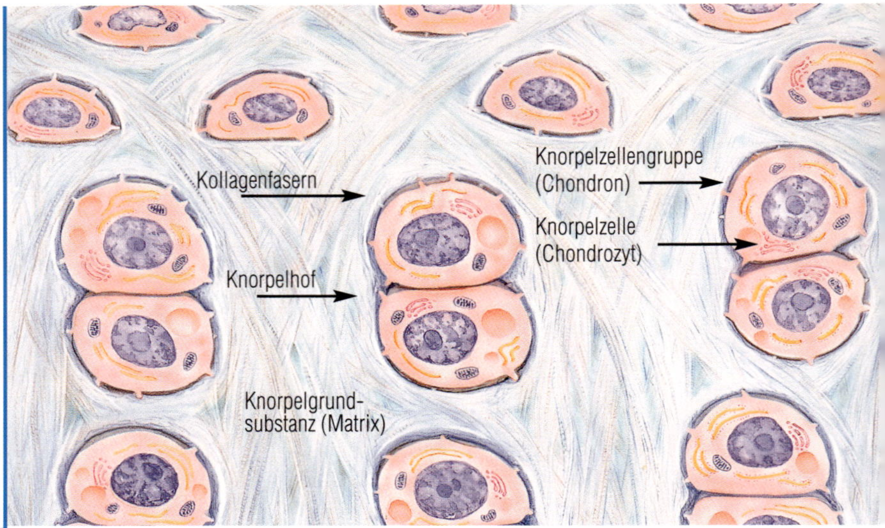

Arthrose – keineswegs eine Erkrankung der Neuzeit: Sie ist bereits seit Jahrtausenden bekannt, wie Funde der Paläopathologie heute zeigen. Erstmals klassifiziert wurde sie allerdings erst 1821 von Sir Benjamin Collins Brodie.

Arthrose – »Gelenkverschleiß«

Arthrose ist eine chronisch-degenerative Gelenkerkrankung. Chronisch bedeutet, dass sie für eine lange Zeit bestehen bleibt und leider bisher noch nicht völlig geheilt werden kann. Umgangssprachlich wird sie auch Gelenkverschleiß genannt: Es kommt zu einer fortschreitenden Schädigung des Gelenkknorpels und später auch des Knochens. Im Prinzip können alle Gelenke von Arthrose betroffen sein. Am häufigsten erkranken aber solche Gelenke, die die größte Last tragen, also Hüfte, Knie, Fußgelenke und Wirbelsäule.

Eine Volkskrankheit

Früher dachte man, Arthrose wäre eine Alterserscheinung. Das stimmt nur bedingt: Ältere Menschen sind zwar häufiger betroffen, aber auch Kinder und jüngere Menschen können Arthrose bekommen.

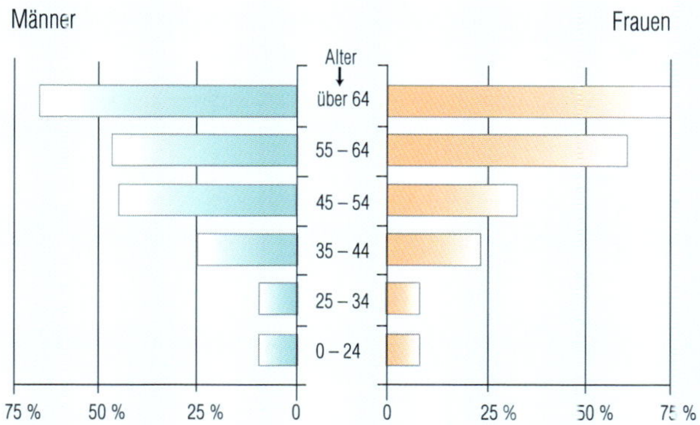

Arthrose ist eine Volkskrankheit – rund acht bis neun Millionen Menschen in der Bundesrepublik leiden daran. Die Grafik zeigt die Häufigkeit von Arthrose in Abhängigkeit vom Lebensalter (Quelle: Gesundheitsbericht des Bundes 1998).

Verletzungen, Trendsportarten und falsche Bewegungsabläufe mit Fehl- und Überbelastungen führen dazu, dass immer mehr jüngere Menschen erkranken.

Schleichender Verschleiß

Bereits ab dem 35. Lebensjahr wird es kritisch; bei jedem Zweiten sind dann schon Verschleißerscheinungen der Gelenke festzustellen. Mit zunehmendem Alter nimmt die Elastizität des Gelenkknorpels ab, und ab dem siebten Lebensjahrzehnt hat praktisch jeder Mensch Einbußen am Knorpel erlitten. Aber: Diese Rückbildungserscheinungen sind nicht mit krankhaften Verschleißerscheinungen gleichzusetzen; die wenigsten sichtbaren Gelenkveränderungen führen zu Problemen. Daher hat auch weniger als die Hälfte der Betroffenen Beschwerden.

Nur etwa zwei Millionen der Arthrosepatienten sind wegen ihrer Erkrankung in ärztlicher Behandlung. Das ist sehr bedenklich, denn: Je früher und konsequenter man mit einer Therapie beginnt, desto besser kann man den Verlauf der Krankheit aufhalten!

Im Gegensatz zu anderen Gewebeformen in unserem Körper, z. B. Haut oder Muskeln, wird der Knorpel nicht durchblutet, also nicht über das Blutsystem ernährt, und kann bei Verletzung nur bedingt heilen. Ist der Knorpel einmal zerstört, kann er (noch) nicht wieder ersetzt werden.

Die Stadien der Arthrose

Arthrose entwickelt sich nicht von heute auf morgen. Das ist tückisch, denn zu Beginn ihrer Entstehung merkt man meist nichts davon, sondern erst, wenn die Arthrose weiter fortgeschritten ist. Nicht selten finden sich bei Patienten arthrotische Gelenkveränderungen quasi per Zufall im Röntgenbild, ohne dass der Betroffene Schmerzen hat.

Merke: Eine Arthrose liegt nur dann vor, wenn sowohl Knorpel als auch Knochen geschädigt sind. Ist nur der Knorpel angegriffen, spricht man von einem Knorpelschaden.

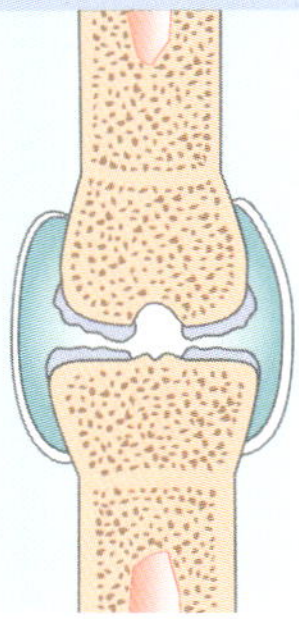

Arthrose im Frühstadium.

Frühstadium

Zunächst verliert der Gelenkknorpel seine Elastizität. Einzelne Knorpelzellen sterben ab, das Knorpelgewebe wird immer dünner, raut auf und reißt ein. In diesem Stadium spricht man noch nicht von einer Arthrose, sondern von einem Knorpelschaden. Dieser ist anfänglich meist noch so klein, dass er oft nicht bemerkt wird. Er löst aber bereits schwer wiegende Veränderungen aus. Durch diese Schädigung wird nämlich die Belastungsverteilung auf den Gelenkflächen verändert. Die gesunden Knorpelanteile müssen die Last der geschädigten mittragen, die Belastung auf den gesunden Knorpelflächen steigt an. Auf bestimmte Gelenkanteile treffen dadurch sehr hohe Belastungsspitzen; schon bei Alltagstätigkeiten müssen die tragenden Gelenkanteile Höchstleistungen vollbringen. Durch diese zunehmende Belastung wird nach und nach der darunter liegende Knochen angegriffen, der nun nicht mehr durch den Knorpel geschützt ist. Der Knochen versucht den fehlenden Knorpelschutz auszugleichen: Er verdichtet und verhärtet sich. Dies sieht man nun auch auf dem Röntgenbild; die so genannte subchondrale Sklerosierung. Erst jetzt spricht man von einer Arthrose.
Durch die rau gewordene Knorpeloberfläche ist der reibungslose Bewegungsablauf der Gelenkpartner nicht mehr möglich. Kleine

Knorpelteilchen können sich ablösen, die in der Gelenkflüssigkeit schwimmen und im Gelenk wie Sand im Getriebe wirken. Dies kann zum einen schmerzhaft sein und reizt zum anderen die Gelenkinnenhaut, die mit einer Entzündungsreaktion antwortet. Die Folge ist ein immer schnelleres Fortschreiten der Erkrankung, wenn man diesen Teufelskreis nicht möglichst frühzeitig durchbricht.

Mittleres Stadium

Wegen des fehlenden Schutzes durch den Gelenkknorpel erhöht sich die Belastung auf den Knochen. Der Körper versucht, den erhöhten Druck auszugleichen, indem er die Gelenkfläche vergrößert: Am Rand der Gelenkflächen kommt es zu knöchernen Auswachsungen, es bilden sich wulstige Knochenvorsprünge, die so genannten Osteophyten. Diese Deformierung des Knochens ist manchmal sogar sicht- und spürbar und schränkt die Beweglichkeit des Gelenks zunehmend ein. Schreitet der Prozess weiter fort, wird der Gelenkspalt immer enger. Auch der Knorpelschaden breitet sich durch die verstärkte Belastung auf immer kleiner werdende Gelenkanteile weiter aus. Die Patienten leiden unter phasenweisen Schmerzen, Schwellungen, Muskelverspannungen und Bewegungseinschränkungen im Bereich des betroffenen Gelenks.

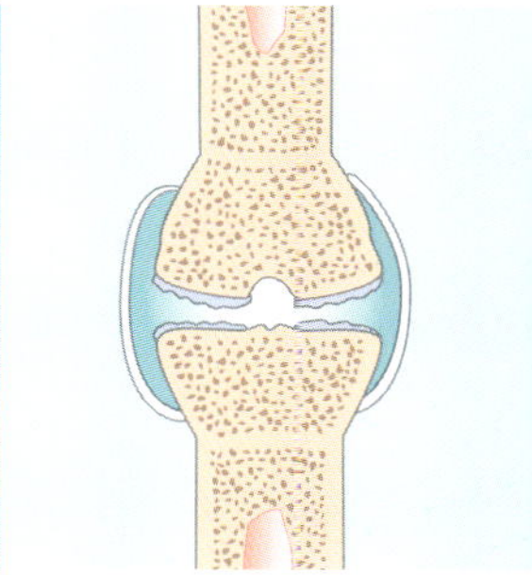

Arthrose im mittleren Stadium.

Spätstadium

Greift man in diesen fortschreitenden Krankheitsprozess nicht ein, wird die Knorpelschicht nach und nach vollständig abgerieben, und die darunter liegenden Knochen liegen frei. Die gelenkbildenden Knochen reiben dann direkt und ohne Schutz aufeinander.

Ist der Gelenkspalt im Endstadium der Erkrankung ganz verschwunden, wird das Gelenk steif. In diesem Stadium hilft nur noch eine Operation mit künstlichem Gelenkersatz.

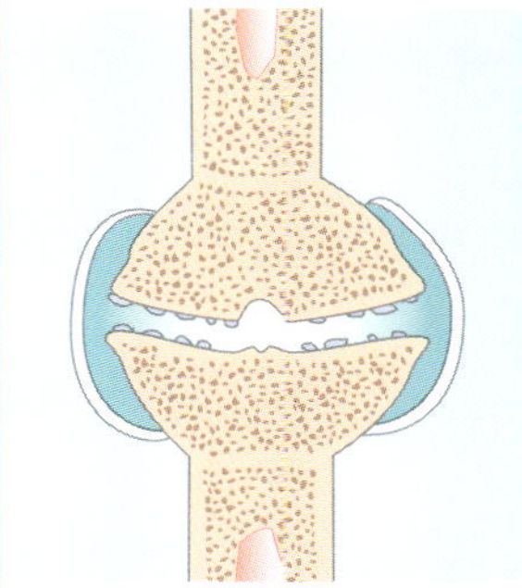

Arthrose im Spätstadium.

- Es ist wichtig zu verstehen, dass Arthrose nicht nur den Knorpel allein betrifft, sondern im Lauf des Krankheitsprozesses alle an der Gelenkfunktion beteiligten Strukturen beeinflusst, also auch Gelenkschmiere und -innenhaut, den das Gelenk umschließenden Kapselbandapparat, die Muskulatur und die zuständigen Nervensteuerzentralen: Sukzessiv versagt die gesamte funktionelle Einheit »Gelenk«.
- Beachten Sie aber auch: Der beschriebene Verlauf ist nicht »schicksalhaft«! Vor allem kann man mit frühzeitiger und konsequenter Therapie und dem sorgsamen Umgang mit Gelenken viel dazu beitragen, Arthrose aufzuhalten oder zu verlangsamen.

Warnsignale und Symptome

Nach Gelenk- oder Bänderverletzungen sollten Sie sich regelmäßig einem Arthrosecheck unterziehen. Leider wird diese Vorsorgemaßnahme aber nicht von den Krankenkassen übernommen.

Arthrose entwickelt sich bei jedem anders. Bei manchen Betroffenen läuft der Prozess sehr schnell ab, bei anderen dauert es Jahre, einige leiden unter starken Schmerzen, andere haben kaum Beschwerden. In der Regel ist Arthrose ein schleichender Prozess, bei dem lange Zeit überhaupt keine Beschwerden auftreten oder erste Anzeichen nicht ernst genommen werden. Knorpelschädigungen verursachen nämlich keine Schmerzen, da das Knorpelgewebe nicht durch Blutgefäße und Nerven versorgt wird und somit auch nicht schmerzempfindlich ist. Die Früherkennung ist daher sehr schwierig.

Rechtzeitig zum »Gelenk-TÜV«!

Zu empfehlen ist ein regelmäßiger Gelenkcheck ab 40; liegt eine Vorbelastung vor, hat also ein Familienmitglied bereits Arthrose, ab 30. Dieser Gelenkcheck umfasst eine genaue Anamnese (Vorgeschichte Ihrer Arthrose), eine klinische Untersuchung (siehe auch Seite 36ff.) sowie eventuell weiterführende Diagnostik; er kann vom Orthopäden durchgeführt werden.

Arthrose kommt auf leisen Sohlen

Die ersten deutlicheren Beschwerden treten in der Regel erst auf, wenn der Knochen bereits angegriffen ist, Entzündungen entstehen oder die Muskulatur als Reaktion auf die Veränderungen verspannt. Typisch für Arthrose ist der so genannte Anlaufschmerz: Gerade zu Beginn einer Bewegung, also wenn Sie morgens aus dem Bett aufstehen oder lange gesessen haben, sind die Schmerzen am stärksten, und Ihr Gelenk fühlt sich »eingerostet« an. Die Schmerzen werden besser oder verschwinden ganz, wenn Sie einige Schritte gegangen sind und sich eine Weile bewegt haben. Im Frühstadium spüren viele Betroffene manchmal ein Spannungsgefühl im Gelenk und haben Schmerzen nach körperlicher Betätigung oder Sport (= Belastungsschmerz). Es können auch Gelenkgeräusche wie Knirschen oder Knacken (= Krepitation) auftreten. Aber: Nicht jeder, der Gelenkgeräusche hat, hat Arthrose!

Die Schmerzen nehmen zu

Je weiter die Erkrankung fortschreitet, desto deutlicher und häufiger werden die Symptome: Schon bei normalen Bewegungen schmerzen die Gelenke. Wenn Sie auch dann Schmerzen haben, wenn das betroffene Gelenk passiv bewegt wird, z. B. durch Ihren Arzt, ist dies ein Hinweis, dass es sich um Arthrose handeln könnte. Neben den Schmerzen können in diesem Stadium Entzündungen, Schwellungen und ein Gelenkerguss entstehen.

Im Spätstadium der Arthrose schmerzen die Gelenke auch in Ruhe, es kommt zu einer deutlichen Bewegungseinschränkung. Diese ist vor allem auf die zunehmende Deformierung der Gelenkknochen zurückzuführen. Der Gelenkspalt wird immer enger – und damit auch die Gelenkbeweglichkeit. Die deutliche Mehrbelastung der Gelenkknochen führt zu häufigen Entzündungen und Schwellungen.

Arthrose ist ein dynamischer Prozess mit wechselnden Phasen des Stillstands und des Fortschreitens, der bei jedem Menschen anders ist. Suchen Sie möglichst schon bei den ersten Anzeichen einer Arthrose Ihren Arzt auf. Denn je früher Sie mit einer Therapie beginnen, desto erfolgreicher wird sie sein.

Nicht jeder Arthrosepatient hat Beschwerden! Tatsächlich treten bei nur etwa einem Drittel aller Betroffenen mit einer klaren Röntgendiagnose Schmerzen oder andere Symptome auf.

Der fortschreitende Verlust des Knorpels bewirkt auch, dass das Gelenk instabil wird: Der Gelenkspalt ist schmaler geworden; die stabilisierenden Bänder sind aber auf eine physiologische Länge eingestellt und können deshalb das Gelenk nicht mehr optimal halten. Ist der Knorpel schließlich komplett abgerieben (»Knorpelglatze«), wird das Gelenk vollständig steif.

Die Rolle der Muskulatur

Arthrose ist eine Gelenkerkrankung; was hat sie also mit der Muskulatur zu tun? Sehr viel: Auch wenn Sie noch gar nicht an Arthrose denken, treten oft als erstes Zeichen Muskelschmerzen auf. Diese entstehen dadurch, dass Sie unbewusst Schonhaltungen (z. B. Schonhinken) einnehmen, um das betroffene Gelenk zu schützen oder Bewegungen zu vermeiden, die das Gelenk belasten. Folge: Die Muskeln werden nicht ihrer Funktion entsprechend beansprucht. Darauf reagieren sie mit schmerzhaften Verspannungen.

Schonhaltung führt zu Schmerzen

Das Fatale: Es entsteht ein Teufelskreis aus Schonhaltung, Verspannung, Schmerzen, verstärkter Schonhaltung und noch mehr Schmerzen. Verspannung bedeutet, dass der Muskel kontrahiert (sich zusammenzieht). Anders als bei einer bewussten Anspannung, z. B. um etwas zu greifen, kontrahiert der verspannte Muskel aber nicht willentlich. Bei länger anhaltenden Verspannungen passt sich die Muskulatur an: Sie verkürzt, zieht verstärkt und einseitig an den Gelenkknochen, an denen sie ansetzt. Dies bedeutet, dass das ohnehin geschädigte Gelenk zusätzlicher Belastung ausgesetzt wird.
Die Funktionen unserer Muskeln bedingen sich wechselseitig. Eine Störung in der Beinmuskulatur z. B. setzt sich über Hüfte und Rücken bis hin zur Schulter und Nackenmuskulatur fort – nach und nach ver-

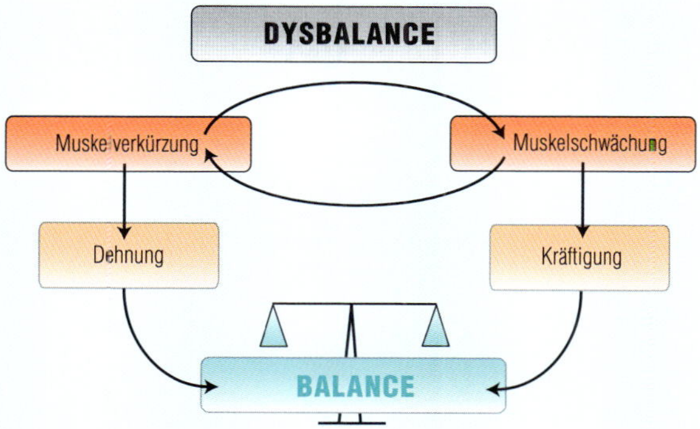

Die Grafik zeigt die Beziehung zwischen muskulärer Dysbalance und Balance (Quelle: Boeckh-Behrens/Buskies: Fitnesskrafttraining. Reinbek 2000).

ändert sich Ihre gesamte Haltung. Dabei funktionieren Muskeln immer als Paare, »Spieler« (Agonisten) und »Gegenspieler« (Antagonisten): Wenn Sie Ihr Bein ausstrecken, spannen Sie die vordere Oberschenkelmuskulatur (Agonist) an, die hintere Oberschenkelmuskulatur (Antagonist) muss gleichzeitig entspannen. Verkürzt ein Muskel durch dauernde Verspannung und Fehlhaltung, schwächt sich auch sein Gegenspieler ab. Es entsteht eine Dysbalance, die darüber hinaus das Gleichgewicht des dazugehörigen Gelenks verschiebt.

Es ist für Ihre Mobilität sehr wichtig, dass Ihr Arzt genau untersucht, welche Muskeln bei Ihnen verkürzt und welche abgeschwächt sind.

Warnsignale für Arthrose

- **Phasenweiser oder dauernder Schmerz in einem Gelenk**
- **Anlaufschmerzen zu Beginn einer Bewegung, Steifheit beim Aufstehen aus dem Bett**
- **Gelenkschwellung oder -empfindlichkeit**
- **Knirschendes Gefühl oder Geräusch, als ob Knochen auf Knochen reibt**
- **Muskelverspannungen**
- **Bewegungseinschränkung**
- **Funktionsverlust des Gelenks**

Früher dachte man, dass Arthrose eine unweigerliche Entwicklung des Alterns sei – falsch, wie man heute weiß! Wissenschaftler und Ärzte lernen immer mehr über die Krankheitsentwicklung und arbeiten an Möglichkeiten, Risikofaktoren für ihre Entstehung zu beeinflussen.

Ursachen und Risikofaktoren

Man weiß noch nicht genau, was die Ursache für Arthrose ist. Wissenschaftler gehen von einer Kombination von individuellen und umweltbedingten Faktoren aus. Immer liegt aber ein Ungleichgewicht zwischen Belastung und Belastbarkeit der Gelenke vor.

Primäre Arthrose

Entsteht dieses Missverhältnis ohne ersichtlichen Grund, spricht man von einer primären Arthrose. Hier sind noch nicht alle Faktoren bekannt; eine wichtige Rolle spielen aber biologische und konstitutionelle. Durch angeborene Fehlstellungen der Gelenke, z. B. X- oder O-Beine, verteilt sich die Beanspruchung nicht auf die gesamte Gelenkfläche. Dadurch entstehen für bestimmte Gelenkteile Spitzenbelastungen; die Gefahr einer Überforderung und einer dadurch bedingten Schädigung steigt.

Auch genetische Faktoren kommen zum Zuge; das ist z. B. für die Entstehung von Arthrose der kleinen Fingergelenke bekannt. Aktuell sind Wissenschaftler auf der Suche nach den verantwortlichen Genen. Sollten sie identifiziert werden, ließen sich Vorhersagen treffen, wer besonders gefährdet ist. Eine genetische Veranlagung bedeutet aber nicht zwangsläufig den Ausbruch der Erkrankung: Betroffene Menschen können ihr Leben lang gesund bleiben – also müssen noch andere Faktoren die Arthroseentstehung beeinflussen.

Sekundäre Arthrose

Meist lassen sich spezifische Ursachen für die Knorpelzerstörung identifizieren; dann spricht man von einer sekundären Arthrose. Hier spielen beispielsweise Faktoren wie Verletzungen, Über- und Fehlbelastungen, Bewegungsmangel oder Übergewicht eine Rolle. Bei jedem Patienten ergibt sich eine individuelle Konstellation von Auslösefaktoren. Es ist wichtig, diese herauszufinden, da sie für die maßgeschneiderte Behandlungsplanung von großer Bedeutung sind.

Faktoren für die Entstehung von Arthrose

- **Alter**
- **Angeborene Fehlstellungen von Gelenken (z. B. X- oder O-Beine)**
- **Über- und Fehlbelastungen der Gelenke durch Beruf, Alltag oder Sport**
- **Bewegungsmangel**
- **Übergewicht**
- **Stoffwechselstörungen (z. B. Diabetes mellitus, Gicht)**
- **Entzündliche Gelenkprozesse (z. B. rheumatische Erkrankungen)**
- **Vererbung**

Die Zukunft mit Arthrose

Viele Patienten bekommen Angst, wenn sie die Diagnose Arthrose erhalten: Werde ich mein Leben lang Schmerzen ertragen müssen? Werde ich mich immer schlechter bewegen können? Kann ich meinen Alltag noch so gestalten, wie ich es mir wünsche?

Aktiv gegen Arthrose!

Arthrose ist kein unabwendbares Schicksal! Es gibt zwar noch keine Heilung, aber es existieren wirksame Behandlungsmöglichkeiten, die Symptome und Beschwerden gut bekämpfen und eine Verschlechterung der Erkrankung verlangsamen oder sogar aufhalten können. Wie gut Sie mit Arthrose leben, hängt auch ganz entscheidend von Ihnen ab, von Ihren Aktivitäten und Ihrer Lebenseinstellung.

Blicken Sie optimistisch nach vorne: Trotz der Beschwerden können die meisten Menschen mit Arthrose ein aktives und produktives Leben führen, wenn sie ein effektives Arthrosemanagement gemeinsam mit ihrem Arzt entwickeln.

Wenn Sie sich entschließen, aktiv gegen Ihre Arthrose vorzugehen, können Sie die Beschwerden gut in den Griff bekommen. Mit der Lektüre dieses Ratgebers tun Sie einen wichtigen Schritt hierfür – Sie informieren sich über Ihre Krankheit. Das ist sehr wichtig, denn je mehr Sie über die Arthrose wissen, desto besser können Sie mit ihr umgehen. Ausgesprochen wichtig ist aber auch, dass Sie einen Arzt Ihres Vertrauens finden, der Sie umfassend betreut. Sie müssen sich Ihr individuelles »Arthroseteam« zusammenstellen, das aus Ihnen, Ihrem Arzt und eventuell einem Physiotherapeuten besteht.

Vorbeugung auch bei schon bestehender Arthrose: Sie erhält Ihre Unabhängigkeit und Ihr aktives Leben, schützt Ihre Gelenke vor weiterer Schädigung, erhält deren Beweglichkeit und Funktion oder verbessert sie sogar.

Lässt sich Arthrose verhindern?

Nicht immer entkommt man Arthrose. Sie können jedoch mit einer guten Gelenkpflege den Krankheitsbeginn und ihr Fortschreiten hinausschieben und vor allem massive Beschwerden beeinflussen bzw. vermeiden. Gelenkpflege ist ein lebenslanger Prozess, der bereits in der Kindheit beginnen sollte und sich bis ins hohe Alter fortsetzt. Mit einem gesunden und aktiven Lebensstil tragen Sie wesentlich dazu bei, Ihre Gelenke zu schützen. Maßnahmen zur Gelenkpflege:

- Ausreichende und richtige Bewegung
- Reduzierung von Übergewicht
- Vermeidung von Gelenkfehlbelastung und -überlastung
- Vernünftige Ernährung

Umfassende Vorbeugung

Prävention (Vorbeugung) bedeutet nicht nur die Vermeidung der Krankheitsentstehung an sich (primäre Prävention), sondern auch die Vermeidung eines Fortschreitens der Erkrankung und Beschwerden bei schon bestehender Arthrose (sekundäre Prävention): Selbst wenn sich die Krankheit nicht mehr verhindern lässt, können Sie doch einiges dafür tun, um sich Ihre Lebensqualität zu erhalten und Einschränkungen im Alltag vorzubeugen.

Gelenkpflege von Kindesbeinen an

Gute Gelenkpflege ist ein lebenslanger Prozess, mit dem möglichst früh begonnen werden sollte. Kinder haben noch einen natürlichen Bewegungsdrang, der aber bald unterdrückt wird. Spätestens wenn sie in die Schule kommen, werden sie gezwungen, lange Zeit zu sitzen, stillzuhalten. Das bleibt nicht folgenlos: Mehr als ein Drittel aller Grundschüler hat bereits Haltungsschwächen.
Eltern und Erzieher sind daher aufgefordert, für Kinder Bewegungsraum und -anlässe zu schaffen und damit die Freude am Herumtollen zu erhalten.

Die Basis für einen aktiven und gesunden Lebensstil wird im Kindesalter geschaffen; das gilt auch für die Gelenkpflege. Zahlreiche Studien zeigen, dass Kinder heute mehr Haltungsschäden aufweisen, sich weniger bewegen und häufiger übergewichtig sind – der Teufelskreis der Risikofaktoren beginnt. Es ist also essenziell, dem massiv entgegenzuwirken!

Zur Nachahmung empfohlen

Eltern kommt natürlich eine wichtige Vorbildfunktion zu: Sind sie aktiv, werden ihre Kinder es wahrscheinlich auch. Lassen Sie also Ihre Kinder nicht den ganzen Tag vor dem Fernseher oder dem Computer sitzen, sondern bewegen Sie sich viel – am besten gemeinsam.
Das Gleiche gilt für die Haltung: Ein krummer Rücken beim Sitzen, Heben, Bücken oder Tragen sollte bei den Großen wie bei den Kleinen tabu sein!

Sport ist doch Mord?

So wichtig Bewegung ist – hier muss auch auf die Risiken des Sports, insbesondere des Leistungssports, für kindliche und jugendliche Gelenke hingewiesen werden. Der junge Körper befindet sich im Wachstum und ist daher besonders empfindlich gegenüber Fehl-

und Überlastung. Leistungssport verlangt heute Kindern immer mehr und immer früher Extremleistung ab. Zwar muss er nicht zwangsläufig schädlich sein, sollte aber unbedingt unter hochqualifizierter Anleitung geschehen. Denn Kinder brauchen (mehr noch als Erwachsene) neben der Bewegung ebenso Phasen der Regeneration, damit ihr Körper sich ausreichend erholen kann. Es muss also ein ausgewogenes Verhältnis von Be- und Entlastung gefunden, dem kindlichen Körper dürfen nicht zu hohe Leistungen abverlangt werden. Ebenso wichtig ist Ausgleichssport als Bestandteil des Trainingsprogramms.

Es ist empfehlenswert, eine grundsätzliche orthopädische Untersuchung bei Kindern durchführen zu lassen; bei Aufnahme einer Leistungssportart ist das absolute Pflicht! Dabei wird der kindliche Körperbau untersucht, Haltungsschwächen und Fehlhaltungen werden festgestellt. Treibt ein Kind mit solchen Fehlhaltungen Sport, bedeutet dies eine enorme Belastung für die Gelenke, die langfristig zu Arthrose führen kann. Der Arzt wird Sie individuell beraten, welche Sportarten sich für Ihr Kind eignen, ob orthopädische Hilfsmittel wie etwa Schuheinlagen notwendig sind oder ein krankengymnastisches Ausgleichstraining ratsam ist.

Fehlhaltungen bei Kindern können beispielsweise an den Füßen vorhanden sein in Form von Platt-, Knick- oder Spreizfüßen, an den Beinen in Form von X- oder O-Beinen, an der Hüfte oder an der Wirbelsäule.

Gesundes Essverhalten will gelernt sein

Auch beim Essen haben Kinder eigentlich einen natürlichen Instinkt dafür, was ihnen gut tut und was nicht – er kann aber ebenfalls früh verloren gehen. Denn wir leben in einer Fastfoodgesellschaft, und moderne Familienstrukturen lassen häufig keine regelmäßigen gemeinsamen Mahlzeiten zu. Die Folge: Ca. 30 Prozent der 8- bis 18-jährigen Kinder sind heute übergewichtig. Für ein vernünftiges Essverhalten spielen das ausgewogene Angebot an Nahrung und das gute elterliche Vorbild eine ganz entscheidende Rolle.

Arthrosevorbeugung in der Praxis

Mit Sport den Knorpel füttern Sie haben bereits erfahren, dass Bewegung eine notwendige Voraussetzung für einen gesunden Knorpel ist und eine gute Nährstoffversorgung garantiert. Studien haben gezeigt, dass Knorpel wie Muskulatur trainierbar sind, dass durch vermehrte sportliche Betätigung im Kindes- und Jugendalter die Dicke des Knorpels zunimmt. Dieser Effekt hält allerdings nur an, wenn sie auch in späteren Jahren regelmäßig beibehalten wird; ansonsten bildet sich der Knorpel wieder zurück.

Bewegen, aber nicht belasten Auch der Arthrosepatient kann und sollte aktiv bleiben. Haben Sie keine Angst davor, dass Bewegung Ihren Knorpel weiter schädigt oder Sie dadurch mehr Schmerzen haben. Solange Sie sich nicht überlasten, hilft sie, Ihre Gelenke mobil und schmerzfrei zu erhalten.
Hören Sie aber immer unbedingt auf die Signale Ihres Körpers: Schmerzen sind ein deutliches Zeichen, dass Sie Ihre Gelenke zu stark oder falsch belasten. Reduzieren Sie die Belastung, oder hören Sie im Zweifelsfall lieber ganz auf. Sie werden ab Seite 131 erfahren, welche Bewegungsformen sich besonders eignen. Grundsätzlich gilt, dass alle Aktivitäten mit wenig oder ohne Belastung, wie leichte gymnastische Übungen, Walken, Schwimmen oder Radfahren, unproblematisch sind.

Halten Sie ein gesundes Körpergewicht Ein moderates Gewicht ist ein entscheidender Faktor, um die Belastung der Gelenke und mögliche Schmerzen zu reduzieren. Jedes Pfund, das Sie nicht zu viel haben, reduziert den Stress für Ihre Gelenke. Sind Sie übergewichtig, reduziert jedes Pfund, das Sie verlieren, das Risiko arthrosebedingter Probleme deutlich.

Ausreichend Bewegung und gesunde Ernährung wird nicht nur Ihr allgemeines Wohlbefinden erhöhen, es wird Ihnen auch helfen, ein gesundes Körpergewicht zu bekommen oder zu halten.

Vermeiden Sie Fehlbelastungen Fehlbelastungen der Gelenke entstehen durch körperbaubedingte Faktoren wie Achsenfehlstellung und Beinlängendifferenzen oder durch Außenfaktoren wie einen unergonomischen Arbeitsplatz. Körperbaubedingte Fehlstellungen kann Ihr Arzt durch eine genaue Untersuchung diagnostizieren und geeignete Maßnahmen ergreifen, z. B. Schuhsonderanfertigungen, Krankengymnastik oder achsenkorrigierende Operationen. Eine Analyse des Arbeitsplatzes wird durch verschiedene Institutionen angeboten oder sogar vom Arbeitgeber selbst veranlasst.

Vermeiden Sie Überlastung Setzen Sie Ihre Gelenke dauerhaft über viele Jahre hohen oder einseitigen Belastungen in Beruf oder Sport aus, verschleißen diese schneller. Am besten ist natürlich, solche Belastungen zu vermeiden. Sollte dies nicht möglich sein, kann ein kräftiger Muskelapparat die Gelenke entlasten und schützen. Bei vorhandenen Fehlstellungen oder Instabilität der Gelenke können auch orthopädische Hilfsmittel Schutz bieten.

Maßnahmen zur Vermeidung von gelenkschädigenden Faktoren hängen natürlich stark vom jeweiligen Gelenk ab. Zunächst ist es aber wichtig, diese Faktoren genau festzustellen.

Gönnen Sie sich Pausen Sie sollen zwar aktiv und mobil bleiben, müssen Ihren Gelenken aber auch regelmäßig und ausreichend Zeit zur Regeneration gönnen. Besonders wichtig ist dies, wenn Sie einen Beruf haben, in dem die Gelenke kontinuierlich und/oder einseitig belastet werden, z. B. wenn Sie schwer tragen, auf den Knien arbeiten oder viel sitzen.

Gelatine – Kraftnahrung für den Knorpel Gelatine ist das Nahrungsmittel mit dem größten Anteil an Kollagenfasern, einem wesentlichen Bestandteil des Knorpels. Mittlerweile konnte in Tierversuchen nachgewiesen werden, dass durch die regelmäßige Aufnahme von Gelatine Kollagen tatsächlich auch im Knorpel angelagert wird. Bei langfristigem und konsequentem Verzehr von zehn Gramm Gelatine täglich kann die Stabilität und Belastbarkeit des Knorpels verbessert werden.

Arthrose – das Wichtigste auf einen Blick

- Arthrose ist eine degenerative Gelenkerkrankung, bei der Knorpel und Knochen geschädigt sind.
- Von dieser Krankheit sind hauptsächlich ältere Menschen betroffen, aber auch jüngere Menschen können bereits Arthrose entwickeln.
- Weniger als die Hälfte der Betroffenen hat Beschwerden.
- Durch einen regelmäßigen Gelenkcheck ab 40 kann Arthrose frühzeitig erkannt werden.
- Bei den ersten Symptomen sofort zum Arzt! Je früher Arthrose behandelt wird, desto besser lässt sich ihr Fortschreiten verhindern. Sie können gemeinsam mit Ihrem Arzt effektiv in den Krankheitsverlauf eingreifen.

Vorbeugung ist das A und O

- Gelenkpflege sollte so früh wie möglich beginnen – am besten im Kindesalter.
- Treiben Sie regelmäßig Sport – Bewegung ist lebensnotwendig für die Ernährung des Gelenkknorpels.
- Stärken Sie Ihre Muskulatur zum Schutz der Gelenke.
- Streben Sie ein gesundes Körpergewicht an.
- Achten Sie auf einen ergonomischen Arbeitsplatz.
- Nutzen Sie bei Bedarf Hilfsmittel, die die Gelenke schützen, z. B. Bandagen.
- Gönnen Sie Ihren Gelenken ausreichend Pausen.
- Stärken Sie Ihren Knorpel durch regelmäßigen Gelatineverzehr.

Gelatine und »Rinderwahn«: Nach heutigem Kenntnisstand ist bei hochwertigen Gelatineprodukten ausreichend Schutz vor BSE gegeben. Gelatine zur Nahrungsergänzung gibt es als Pulver, trinkfertig oder in Kapselform.

Als Faustregel gilt: Wenn Sie Schmerzen haben, die zwei Wochen oder länger anhalten, sollten Sie unbedingt einen Arzttermin vereinbaren!

Der Gang zum Arzt

Medizinische Hilfe bei Arthrose

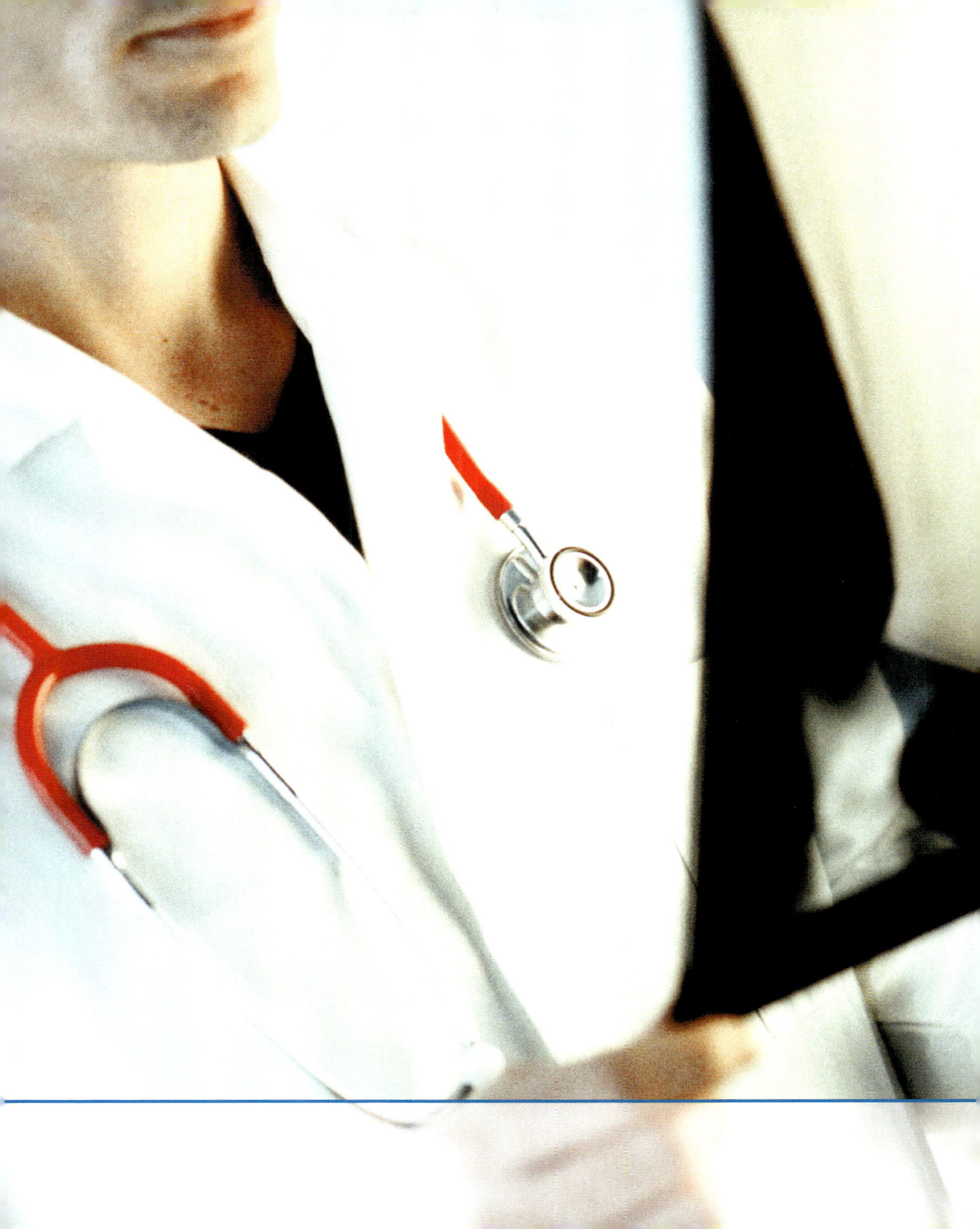

Wann zum Arzt?

Wenn Sie das erste Mal Schmerzen oder Steifigkeit in den Gelenken spüren, werden Sie nicht genau wissen, wo das Problem liegt. Auch Sportverletzungen, rheumatische Erkrankungen oder solche des aktiven Bewegungsapparats (z. B. Muskeln, Bänder und Sehnen) können Schmerzen und Bewegungseinschränkungen an den Gelenken verursachen, die denen bei Arthrose ähnlich sind.

Um eine optimale Behandlung zu bekommen, ist es daher wichtig, dass Sie einen Arzt zur Erstellung einer fundierten Diagnose aufsuchen. Merke: Je früher Sie zum Arzt gehen, desto früher kann eine Arthrosebehandlung begonnen und das Fortschreiten der Krankheit verhindert werden.

Im Optimalfall ist der behandelnde Arzt ein Orthopäde, der auch alle operativen Möglichkeiten zumindest kennt oder im Idealfall selbst chirurgisch tätig ist bzw. der seine Grenzen beachtet und rechtzeitig zum Spezialisten überweist.

Die Arztwahl

Experte für Erkrankungen des Bewegungsapparats ist der Orthopäde. Die medizinische Fachrichtung Orthopädie umfasst Vorbeugung, Erkennung (Diagnose) und Behandlung (Therapie) von Erkrankungen, Funktionsstörungen, Verletzungen und Formveränderungen des aktiven (Muskeln, Sehnen, Bänder) und des passiven (Knochen und Gelenke) Bewegungsapparats.

Gerade bei chronischen Krankheiten wie Arthrose sollten Sie sich in die Hände eines Spezialisten begeben – der richtige Arthrosearzt ist daher ein Orthopäde.

Ausgesprochen wichtig für Arthrosekranke ist die Wahl eines guten Arztes, der Aufbau einer Arzt-Patienten-Beziehung, die auf Vertrauen und offener Kommunikation basiert. Dann können sie gemeinsam den Krankheitsverlauf beobachten und den individuell besten Behandlungsplan finden.

Der Aufbau einer guten Arzt-Patienten-Beziehung

- Tauschen Sie Informationen aus: Betrachten Sie Ihre Arzttermine als Chance, sich gegenseitig auf den aktuellen Stand der Krankheitsentwicklung zu bringen. Informieren Sie Ihren Arzt über alle Veränderungen. Berichten Sie, welche Maßnahmen Wirkung gezeigt, welche nichts oder sogar Verschlechterungen bewirkt haben.
- Das lateinische Wort »Doktor« bedeutet auch Lehrer. Ihr Arzt ist der Experte in Ihrem »Arthroseteam«, die Weitergabe seines Wissens an Sie eine seiner Aufgaben. Wenn Sie etwas nicht verstehen oder nicht wissen, warum Sie etwas tun sollen, fragen Sie so lange nach, bis es Ihnen verständlich ist. Manche Ärzte sind heutzutage unter enormem Zeitdruck. Sollten Sie während der Sprechstunde nicht alle Fragen klären können, bitten Sie um einen weiteren Termin, oder erkundigen Sie sich, wem Sie Ihre Fragen stellen können. In vielen Arztpraxen sind auch die Sprechstundenhilfen so gut ausgebildet, dass der Arzt an sie verweisen kann.
- Beobachten Sie Ihre Symptome möglichst genau, und registrieren Sie Veränderungen. Das bedeutet nicht, dass Sie jetzt nur noch auf Ihre Beschwerden fixiert sein müssen. Veränderungen geben dem Arzt aber wichtige Hinweise, ob die ergriffenen Maßnahmen erfolgreich sind, ob weitere notwendig werden und wie die Krankheit verläuft. Damit Sie sich beim Arztbesuch auch an Ihre Beobachtungen erinnern, kann es hilfreich sein, ein Arthrosetagebuch zu führen, in das Symptome und Ihre Fragen an den Arzt eingetragen werden (siehe Seite 35).
- Genau wie Sie von Ihrem Arzt erwarten, dass er Ihnen zuhört, müssen auch Sie sehr aufmerksam auf das hören, was er sagt. Eine chronische Krankheit fordert von Ihnen, viele neue Dinge zu verstehen und zu tun, wie z. B. Medikamente einzunehmen, Übungen zu absol-

Ein guter Arzt für Sie als Arthrosepatienten ist nicht nur auf einem hohen medizinischen Wissensstand, sondern geht auch auf Sie persönlich ein und arbeitet eng mit Ihnen zusammen.

Ihr Arzt muss bereit sein, Fragen umfassend und verständlich zu beantworten. Sie müssen immer wieder nachhaken, wenn Ihnen etwas unklar ist. Beide Seiten verfügen über entscheidendes Wissen über Ihre Erkrankung, die der andere benötigt, um eine optimale Therapie durchzuführen.

vieren oder auf Ihre Ernährung zu achten. Machen Sie sich ruhig Notizen während des Arztbesuchs, damit Sie auch zu Hause noch wissen, was der Arzt gesagt hat.

- Wenn Sie sich sehr unsicher fühlen, nehmen Sie eine Person Ihres Vertrauens mit zum Arzttermin. Diese kann Sie unterstützen und Ihnen helfen, sich später an alles zu erinnern, was in der Praxis besprochen wurde.

Der Beste ist gerade gut genug

Viele Patienten scheuen sich davor, den Arzt zu wechseln, wenn sie unzufrieden sind. Denken Sie aber immer daran, dass der Arzt für Sie arbeitet. Sie sind sein Kunde, die »Ware«, die er verkauft, ist Ihre Gesundheit – ein wertvolles Gut, das es lohnt, sich auf die Suche nach dem besten »Anbieter« zu machen.

Hinweise auf einen guten Arzt

- **Nimmt seine Patienten ernst**
- **Verdient Ihr Vertrauen**
- **Geht auf Ihre Beschwerden ein**
- **Führt eine umfassende und exakte Diagnose durch**
- **Ist immer auf dem neuesten Stand der medizinischen Entwicklung**
- **Handelt nach dem Grundsatz: »So wenig wie möglich, so viel wie nötig (dies aber mit aller Konsequenz und frühzeitig)!«**

Hinweise auf einen schlechten Arzt

- **Nimmt sich keine Zeit für eine umfassende und exakte Diagnose**
- **Verzögert den Behandlungsbeginn unnötig (»Da warten wir erst einmal ab!«)**
- **Scheut Kosten**
- **Beachtet seine Grenzen nicht**

Vorbereitung auf den Arztbesuch

Sie helfen Ihrem Arzt bei der Diagnosestellung, wenn Sie ihm möglichst detailliert Ihre Symptome beschreiben und Informationen zu Ihrer medizinischen Vorgeschichte geben. Denken Sie daher schon vor Ihrem Arztbesuch in Ruhe über Ihre Beschwerden nach

Machen Sie sich am besten Notizen zu Ihren Beschwerden, und nehmen Sie diese mit zum Arzt – der sicherste Weg, damit im Gespräch mit dem Arzt nichts vergessen wird, was Ihnen wichtig ist.

Das Arthrosetagebuch

- Seit wann habe ich Schmerzen? Bei welcher Gelegenheit sind sie das erste Mal aufgetreten?
- Wie lässt sich der Schmerz beschreiben (dumpf, drückend, stechend, brennend, ziehend), wie lange dauert er in der Regel an?
- Zu welchen Tageszeiten und bei welchen Belastungen treten üblicherweise Schmerzen auf? Dauern sie an, oder verschwinden sie wieder? Unter welchen Bedingungen?
- Wo habe ich überall Schmerzen (Lokalisation, Intensität und Ausstrahlung)?
- Hat sich der Schmerz seit seinem ersten Auftreten verändert?
- Leide ich auch unter anderen Symptomen/Beschwerden?
- Ist/sind das/die betroffene/n Gelenk/e überwärmt/angeschwollen?
- Wie stark beeinträchtigen die Beschwerden meinen Tagesablauf, meine beruflichen/privaten Aktivitäten?
- Welche anderen Krankheiten habe ich?
- Welche Kinderkrankheiten hatte ich?
- Welche Krankheiten hatte ich als Erwachsener?
- Welche Krankheiten sind in meiner Familie (Großeltern, Eltern, Geschwister) aufgetreten? Litt/leidet jemand an Arthrose?
- Hatte ich Operationen und/oder Verletzungen?
- Welche Medikamente nehme ich regelmäßig ein?
- Treibe ich regelmäßig Sport? Wie intensiv?

Wie wird diagnostiziert?

Eine frühzeitige Diagnose in einem Stadium ohne bereits ausgeprägten Knorpelschaden ist derzeit praktisch nicht möglich und erfolgt – wenn überhaupt – meist zufällig. Treten die Hauptsymptome Schmerz und Funktionseinschränkung auf, ist die Diagnose für Ihren Arzt meist nicht schwer. Er muss allerdings andere Krankheitsbilder ausschließen, die ähnliche Symptome zeigen wie Arthrose.

Sehr wichtig bei Arthrose ist eine individuelle Diagnose, um herauszufinden, wodurch der Knorpel geschädigt wurde. Zunächst wird Ihr Arzt hierfür eine so genannte klinische Diagnostik mit Ihnen durchführen, die mit der Anamnese beginnt. Darunter versteht man ein strukturiertes Gespräch, das solche Fragen wie auf Seite 35 umfasst. Anschließend werden Funktionsbeeinträchtigungen und Symptome überprüft. Die klinischen (ärztlich feststellbaren) Zeichen geben meist schon eindeutige Hinweise auf Arthrose.
Eine Röntgendiagnostik wird immer zur Absicherung des klinischen Befunds durchgeführt. Laboruntersuchungen sind allenfalls zum Ausschluss anderer Krankheiten erforderlich, Gelenkpunktionen werden nur in Ausnahmefällen durchgeführt. Sie geben zwar wichtige Hinweise für die Diagnosesicherung, spielen aber im Normalfall keine große Rolle, da klinische Diagnose und Röntgenbild meist eindeutige Befunde liefern. Dies gilt auch für aufwändige und teure bildgebende Verfahren wie Kernspintomographie oder Szintigraphie (siehe Seite 42f.).

Klinische Diagnostik

Schon durch Ihre Beschreibung der Beschwerden kann der Arzt entscheidende Hinweise über die Art Ihrer Erkrankung bekommen. Es gibt zwar kein einzelnes, für sich allein aussagekräftiges Symptom der Arthrose. Aber es gibt typische, wenn auch unspezifische (d. h. nicht ausschließlich auf dieses Krankheitsbild hinweisende) klinische Zeichen, die deutlich auf Arthrose hinweisen. Diese klinischen Zeichen müssen nicht alle vorhanden sein. Je mehr jedoch vorliegen, desto sicherer kann der Arzt bereits jetzt sein, dass Sie Arthrose haben. In der klinischen Diagnose werden drei Stadien unterschieden mit jeweils spezifischen Symptomen: die stumme, die aktivierte und die manifeste Arthrose.

Stumme oder latente Arthrose

In diesem Stadium hat der Patient keine Schmerzen oder Funktionseinschränkungen, obwohl im Röntgenbild bereits Zeichen für Arthrose gefunden werden können. Dies geschieht in der Regel eher zufällig, wenn der Patient wegen anderer Probleme zum Arzt kommt. Es kann sein, dass sich der Patient dann an einige Vorboten erinnert, wie Steifigkeit in den Gelenken oder schnelle Ermüdung und Kraftlosigkeit. Da Arthrose eine dynamische Erkrankung mit Beschwerdephasen und solchen ohne Beschwerden ist, wird sie sich auch in fortgeschrittenen Stadien immer wieder einmal stumm verlaufen.

Aktivierte (entzündete) Arthrose

Arthrose kann auch zu Ergussbildung und Schwellungen im Gelenk mit Funktionseinschränkungen führen. Die Entzündungsreaktionen entstehen durch im Gelenk frei fliegende Knorpelteilchen, die die Gelenkinnenhaut reizen. Diese Phasen nennt man aktivierte Stadien von Arthrose mit oft erheblichen Schmerzen.
Anders als z. B. bei rheumatischen Krankheiten sind diese Entzündungen vorübergehend und nur ein Folgephänomen. Sie müssen aber konsequent behandelt werden, da Entzündungsstoffe den Knorpel weiter schädigen.

Manifeste Arthrose

Bei einer manifesten Arthrose leiden die Patienten unter Dauerschmerzen, sie verliert ihren typischen dynamischen Verlauf und wird offensichtlich.

Hauptsymptome für Arthrose:
- Schmerz
- Funktionseinschränkung

Weitere klinische Zeichen:
- Krepitation (Gelenkgeräusche)
- Tastbare Osteophyten (Knochenauswüchse)
- Vergröberung der Gelenkkonturen
- Schwellung
- Erguss
- Achsabweichung
- Instabilität

Arthrose ist nicht gleich Arthrose!

Die klinischen Arthrosestadien sind unabhängig vom tatsächlichen Ausmaß der Knorpelschädigung. Patienten mit starkem Verschleiß können sich genauso im stummen Stadium befinden, wie bereits geringe Schädigungen häufig zu erheblichen Schmerzen führen. Außerdem ist der typische Verlauf wellenförmig mit beschwerdefreien und schmerzhaften Phasen.

Dies bedeutet, dass vor allem die klinische Diagnostik, also die Identifizierung der tatsächlichen Beschwerden, entscheidend ist für das Erstellen einer an den Symptomen orientierten Therapie. Z. B. sind Medikamente nur bei Beschwerden angezeigt, während allgemeine Maßnahmen auch in stummen Phasen einzusetzen sind.

Körperliche Untersuchung

Die körperliche (physikalische) Untersuchung ist der nächste wichtige Bestandteil der Diagnosefindung. Sie gliedert sich in die drei Bereiche Inspektion, Palpation sowie Funktions- und Schmerztest.

Ziel der Therapie ist, die aktivierte und manifeste Arthrose zur Ruhe zu bringen, also in einen schmerz- und beschwerdefreien Zustand. Dies ist in jedem Stadium der Arthrose möglich.

Inspektion

Ihr Arzt wird Sie zunächst im Stand untersuchen: Wie ist Ihre Haltung? Sind Achsenfehlstellungen oder Muskelschwächen sichtbar? Meist lässt er Sie ein paar Schritte gehen oder andere Bewegungen durchführen, um zu sehen, ob dies störungsfrei möglich ist.

Palpation

Dabei untersucht Ihr Arzt die betroffenen Gelenke mit den Händen. Er tastet (palpiert), welche Gebiete empfindlich, schmerzhaft oder geschwollen sind und ob bereits Gelenkvergrößerungen oder Osteophyten (Knochenauswüchse) vorliegen.

Funktions- und Schmerztest

Zur Überprüfung, inwieweit Arthrose Ihre Beweglichkeit einschränkt, untersucht der Arzt Muskulatur und Reflexe. Bei der Muskelfunktionsanalyse führt er Tests zur Beweglichkeit und Kraft durch, bei der Beweglichkeitsprüfung testet er den Bewegungsumfang Ihrer Gelenke und die Dehnfähigkeit Ihrer Muskulatur. Für die Klassifikation der Muskelkraft sind nicht unbedingt aufwändige Kraftmessgeräte notwendig: Ein erfahrener Untersucher kann mit einfachen Übungen ein ausreichend genaues Bild über den Muskelstatus erhalten.

Mit den Testergebnissen kann der Arzt Ungleichgewichte von Muskelgruppen identifizieren und einen Übungsplan zur Kräftigung geschwächter sowie Dehnung verkürzter Muskeln erstellen.

Klassifikation der Muskelkraft

- **Null:** Keine Kontraktion (Zusammenziehen) zu fühlen (0 %)
- **Muskelzuckung:** Kontraktion, aber keine Bewegung zu fühlen (5–10 %)
- **Schwach:** Bewegung unter Ausschaltung der Schwerkraft möglich, aber nicht gegen die Schwerkraft (10–30 %)
- **Ausreichend:** Bewegung gegen die Schwerkraft möglich (40–60 %)
- **Normal:** Bewegung gegen Schwerkraft und Widerstand möglich (70–90 %)
- **Gut:** Mehr Widerstand als bei normalem Muskel möglich (95–100 %)

Bitte beachten Sie: Dieses Testverfahren (nach Lovett und Kendal) ist nicht völlig objektiv und erfordert einen erfahrenen Arzt!

Zur Messung der Schmerzintensität sind so genannte Schmerzskalen üblich. Dabei beurteilen Sie auf einer nummerischen (in der Regel von eins bis zehn) oder einer visuellen Analogskala (»keine Schmerzen« bis »unerträgliche Schmerzen«) Ihr subjektives Schmerzempfinden. Außerdem gibt es Fragebögen, die die verschiedenen Aspekte des Schmerzes erfassen. Solche Skalen und Fragebögen eignen sich auch zur regelmäßigen Verlaufskontrolle der Therapie.

Zur präzisen Schmerzdiagnostik sind so genannte visuelle oder nummerische Schmerzskalen sehr gut einsetzbar.

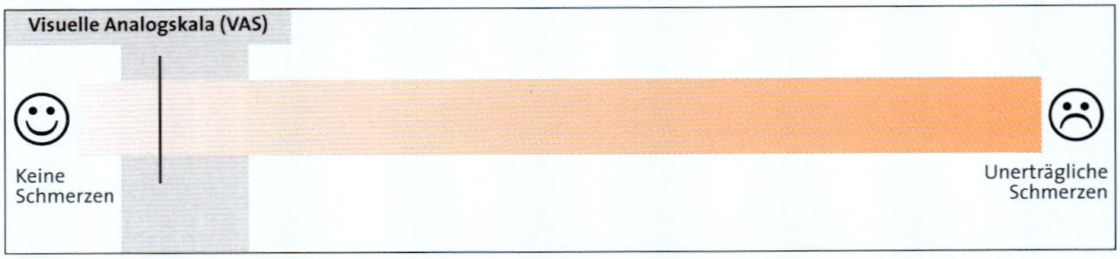

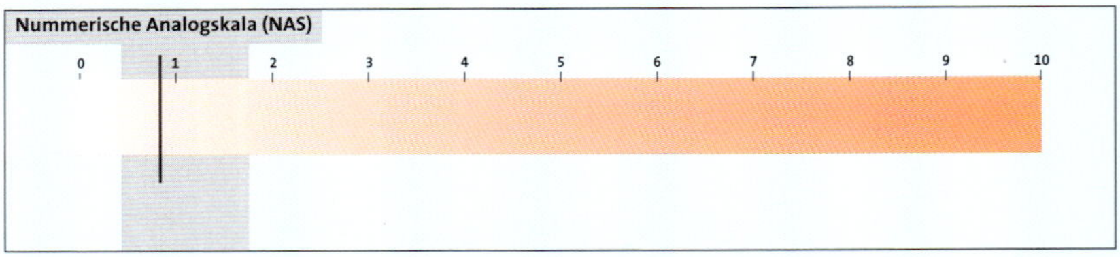

Vielleicht wird der Arzt Ihnen vorschlagen, ein Schmerztagebuch zu führen, in das Sie den Verlauf Ihrer Schmerzen und Ihre Aktivitäten eintragen. Das hilft ihm festzustellen, welche Bewegungen Schmerz auslösen und zu welchen Tageszeiten und in welchen zeitlichen Perioden sie auftreten.

Sehr wichtig ist auch eine genaue Lokalisierung der Schmerzen. Hierzu eignen sich spezielle Körperbilder, auf denen Sie Ihre Schmerzen und gegebenenfalls auch deren Ausstrahlen einzeichnen können. Denn wie bei der Muskelfunktion unterscheiden sich Lokalität und Muster der Schmerzausbreitung je nach betroffenem Gelenk, so dass der Arzt dadurch sehr deutliche Hinweise für seine Diagnosefindung erhält.

▸ Hüfte Eine Arthrose des Hüftgelenks nennt man Coxarthrose (Cox = Hüfte). Typisch ist ein ausstrahlender Schmerz in den Oberschenkeln bis zum Kniegelenk oder auch in der Leiste. In der Beweglichkeit hat man vor allem Einschränkungen bei der Beugung des Oberkörpers nach vorne, beim Heranziehen des Beins zur Körpermitte und bei seiner Auswärtsdrehung. Der Arzt wird wahrscheinlich auch eine Abschwächung der Oberschenkelmuskulatur feststellen.

▸ Knie Eine Arthrose des Kniegelenks nennt man Gonarthrose (Gon = Knie). Es können verschiedene Gelenkteile betroffen sein, am häufigsten das Femoropatellargelenk, also die Region der Kniescheibe. Es zeigt oft schon frühzeitig Abnutzungserscheinungen, da es bei vielen Menschen stark belastet wird.
Betroffene klagen teilweise über erhebliche Schmerzen hinter der Kniescheibe und haben einen unsicheren Gang. Die Schmerzen treten aber nicht nur im Kniegelenk selbst auf, sondern können sich auf den Oberschenkel ausweiten. Patienten mit einer Gonarthrose haben oft Einschränkungen in der Kniebeugung und eine entsprechend verkürzte Muskulatur.

▸ Sprunggelenk Typisch für die Sprunggelenksarthrose ist ein Stauchschmerz, wenn man das Gelenk belastet. Er strahlt entlang des Schienbeins (Tibia) bis in den Unterschenkel aus. Oft sind deutliche Störungen des Gangbildes mit einem beeinträchtigten Abrollen des Fußes beim Gehen zu beobachten. Diese Arthroseform ergibt sich häufig aus degenerativen Erkrankungen der Füße, wie Spreizfuß, Hallux valgus (Abknickung der Großzehe zur Kleinzehenseite hin) u. a.

▸ Schultergelenk Die Arthrose des Schultergelenks heißt in der Fachsprache Omarthrose. Die Schmerzen strahlen in die Nackenregion und über die Ober- und Unterarme bis in die Hände aus. In der Beweglichkeit entstehen zunächst Einschränkungen in der Anteversion (Nachvorneführen des Arms) und Auswärtsdrehung. Wird nicht sehr bald eine Therapie begonnen, entwickeln sich schnell Verkürzungen der Muskulatur, die die Schulterfunktion ganz erheblich einschränken.

▸ Fingergelenk Der Verschleiß der Fingergelenke ist eine relativ häufige Arthroseform und meist erblich bedingt. In der Fachsprache nennt man Arthrosen der Fingermittelgelenke Bouchardarthrosen,

Das Kniegelenk ist sehr anfällig für die Entstehung von Gelenkentzündungen und Schwellungen, besonders nach Belastungssituationen. Diese Schwellungen sind schmerzhaft und führen aufgrund der damit verbundenen Bewegungseinschränkungen zur weiteren Abschwächung und Verkürzung der Muskulatur.

Das Röntgen ist Standard in der Arthrosediagnostik. Mit seiner Hilfe können der Gelenkzustand beurteilt und andere Erkrankungen wie Osteoporose oder Tumorbildung ausgeschlossen werden. Teilweise wird es auch zur Verlaufsbeobachtung genutzt: Man erkennt auf wiederholten Aufnahmen, wie schnell die Arthrose voranschreitet.

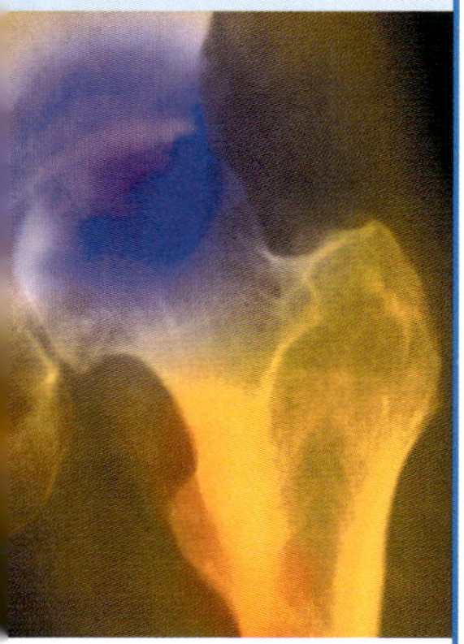

Das Röntgenbild.

solche der Fingerendgelenke Heberdenarthrosen. Im Verlauf der Erkrankung werden die Finger dicker, was natürlich zu ganz massiven Bewegungseinschränkungen führt. Eine Morgensteifigkeit ist bei dieser Arthroseform besonders stark ausgeprägt. Es bilden sich außerdem kleine, deutlich sichtbare Knötchen, die durch eine Verbreiterung der Knochen entstehen. Häufig treten auch Schwellungen auf.

Bildgebende Verfahren

Röntgen

Bei Verdacht auf Arthrose führt der Arzt immer eine Röntgendiagnostik durch, um die klinische Diagnose zu sichern und andere Erkrankungen mit ähnlichen Symptomen auszuschließen. Auf dem Röntgenbild kann er sehen, wie weit ein Gelenkschaden fortgeschritten ist. Der Knorpel selbst ist darauf allerdings nicht erkennbar, da nur knöcherne Strukturen abgebildet werden. Man erkennt aber gut die Verschmälerung des Gelenkspalts und Knochenveränderungen (subchondrale Knochensklerosierung und Osteophytenbildung).

Sehr oft stimmen jedoch die auf dem Röntgenbild zu sehenden Schweregrade nicht mit dem Beschwerdenausmaß überein. Denn Patienten mit massiven arthrotischen Veränderungen haben nicht zwangsläufig mehr Probleme als solche Menschen mit nur geringfügigen Schäden.

Ein Röntgenbild, das arthrotische Vorgänge im Körper zeigt, ohne dass Beschwerden vorhanden sind, ist also nur als Zeichen der Krankheitsgefährdung zu bewerten. Entscheidend für die Therapie ist allein die klinische Symptomatologie, also Ihre ganz individuellen Beschwerden.

Kernspintomographie

Röntgenaufnahmen stellen den Gelenkknorpel allenfalls indirekt dar. Die Kernspintomographie, auch Magnetresonanztomographie (MRT) genannt, kann den Knorpel dagegen sichtbar abbilden und zeigt außerdem alle Strukturen des Gelenks und der umliegenden Weichteile. Sie arbeitet im Gegensatz zum Röntgen nicht mit Strahlen, sondern es wird ein elektrisches Spannungsfeld aufgezeichnet, das durch die Anregung von Gewebe durch ein starkes magnetisches Feld zustande kommt. Dadurch ist die Kernspintomographie ein absolut sicheres Verfahren.

Da die Methode sehr teuer ist und eine sichere Diagnose meist auch mit klinischer Diagnostik und Röntgenbild getroffen werden kann, wird sie derzeit noch hauptsächlich bei speziellen Fragestellungen angewendet. Sind aber Hüfte oder Kniegelenk betroffen, kommt sie häufiger zum Einsatz: Mit ihr können knöcherne und Weichteilverletzungen oder -veränderungen und beispielsweise Meniskus- und Bandverletzungen diagnostiziert werden. Ausgesprochen wichtig ist die Kernspintomographie außerdem für die Planung eines operativen Eingriffs.

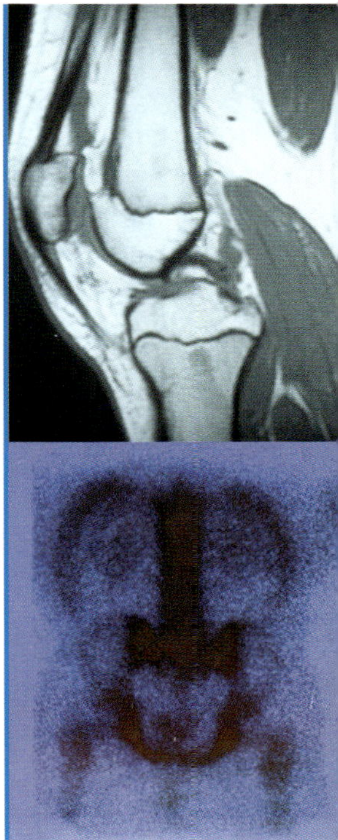

Oben ein Bild aus der Kernspintomographie, unten ein Szintigramm.

Knochenszintigraphie

Die Szintigraphie ist ein nuklearmedizinisches Untersuchungsverfahren. Dabei wird ein radioaktives Kontrastmittel in die Venen gespritzt, das sich im Körper verteilt und in kurzer Zeit wieder vollständig abgebaut wird. Die Substanz durchblutet entzündetes oder krankhaft verändertes Gewebe (beispielsweise Tumore) stärker als gesundes Gewebe.

Die Knochenszintigraphie wird derzeit noch eigentlich nur in Einzelfällen zum Ausschluss von beispielsweise entzündlich-rheumatischen Krankheiten oder Tumorerkrankungen durchgeführt.

Bei Ultraschall handelt es sich um Schallwellen, die für das menschliche Gehör nicht mehr wahrnehmbar sind. Die Ultraschalluntersuchung macht sich zunutze, dass unterschiedliche Körpergewebe die Schallwellen verschieden stark reflektieren oder absorbieren.

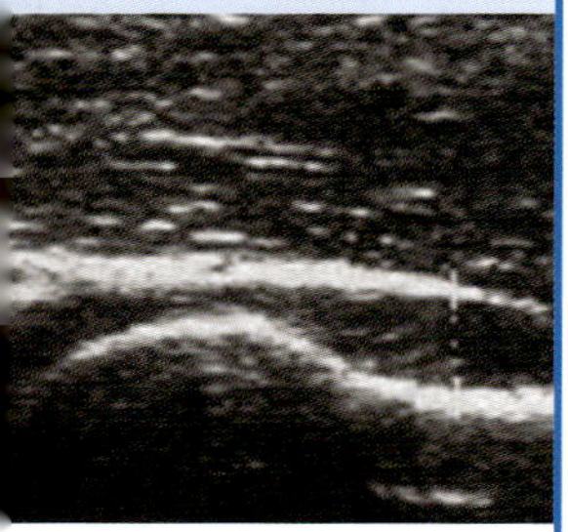

Das Ultraschallbild.

Ultraschall

Ultraschallaufnahmen sind eine sehr einfache Methode, um Weichteile darzustellen. Zwar sind die Bilder nicht so gut wie die der Kernspintomographie, aber das Verfahren ist sehr viel kostengünstiger. Bei der Ultraschalldiagnostik werden über einen Sender (Ultraschallkopf) Schallsignale abgegeben und deren aus dem Gewebe kommende Echos aufgezeichnet. Besonders geeignet ist sie zur Feststellung von Gelenkergüssen. Es können aber auch Sehnen, Muskeln und die Gelenkkapsel abgebildet und mögliche Weichteilverletzungen oder -veränderungen identifiziert werden. Per Ultraschall lassen sich also Entzündung und Abnutzung voneinander abgrenzen und Gelenkergüsse beurteilen.

Bluttest

Bei Arthrose ist das Blutbild in der Regel unauffällig, so dass ein positiver Befund (also Abweichungen von den Normwerten) einen Hinweis auf andere Erkrankungen gibt: Bluttests werden in Einzelfällen durchgeführt, wenn eine Abgrenzung vor allem zu entzündlich-rheumatischen Erkrankungen getroffen werden soll. Auch einzelne Stoffwechselerkrankungen wie z. B. Gicht zeigen typische Veränderungen im Blutbild.

Gelenkpunktion

Ein ebenfalls zum Ausschluss entzündlich-rheumatischer Erkrankungen oder schwer wiegender Verletzungen durchgeführter Test ist die schmerzfreie Gelenkpunktion (Synovialuntersuchung). Der Arzt wird sie anordnen, wenn ein Gelenkerguss vorhanden ist, sich also Flüssigkeit im Gelenk angesammelt hat.

Das sagt Gelenkflüssigkeit aus

Beispielhafte sichtbare Zeichen im Gelenkpunktat in Abhängigkeit von der Grunderkrankung:

	Aussehen	Farbe
Gesundes Gelenk	Klar	Gelb
Nicht entzündliche Erkrankungen		
▸ Nicht entzündete Arthrose	Klar	Gelb
▸ Trauma (Verletzung)	Klar bis wolkig	Rosa bis gelb
Entzündliche Erkrankungen		
▸ Aktivierte Arthrose	Wolkig bis trüb	Gelbgrün
▸ Rheumatoide Arthritis	Wolkig bis trüb	Gelbgrün

Bei der Punktion wird aus dem betroffenen Gelenk ein wenig Gelenkflüssigkeit mit einer feinen Hohlnadel herausgezogen. Das Punktat, also die Flüssigkeit, die aus dem Gelenk gezogen wird, zeigt bei Arthrose im nicht aktivierten Zustand keine typischen Zeichen in Farbe, Aussehen, Viskosität und bestimmten Laborwerten.
Sind dagegen Veränderungen feststellbar, weiß der Arzt, dass andere Ursachen für diesen Gelenkerguss verantwortlich sein müssen.

Nach einer Gelenkpunktion kann der Arzt aufgrund der Beschaffenheit der entnommenen Gelenkflüssigkeit unterscheiden, ob es sich um einen arthrotischen, rheumatisch-entzündlichen oder traumatischen (verletzungsbedingten) Gelenkerguss handelt.

Nimmt den Schmerz, schützt den Knorpel

Neben der Diagnosesicherung kann die Gelenkpunktion auch therapeutisch genutzt werden: Das schnelle und vollständige Abziehen der Flüssigkeit entlastet zum einen das Gelenk vom Druck, den der Erguss auf die Kapsel ausübt, und nimmt damit Schwellungen und Schmerzen. Zum anderen entfernt es entzündungsbedingte Substanzen, die sonst den Knorpel angreifen und zusätzlich schädigen.

Den Ausschluss anderer Erkrankungen nennt man Differentialdiagnose, da sie die verschiedenen Krankheiten differenziert, also voneinander abgrenzt.

Diagnostische Arthroskopie

Die Arthroskopie, in der Umgangssprache auch Gelenkspiegelung genannt, ist ein kleiner operativer Eingriff (minimalinvasiv), bei dem mit einem optischen Gerät in das Gelenk hineingeschaut werden kann. Dazu sind lediglich ein kleiner Schnitt und das Einführen eines dünnen Röhrchens in das Innere des betroffenen Gelenks notwendig; ein solcher Eingriff wird heute meist ambulant durchgeführt. Der Vorteil der Arthroskopie ist, dass der Operateur den Knorpel direkt untersuchen und auch kleinste Schädigungen sehen kann. Somit lässt sich Arthrose auch im Frühstadium bereits eindeutig diagnostizieren. Ihr Arzt wird Ihnen dazu allerdings nur dann raten, wenn andere diagnostische Verfahren keinen eindeutigen Befund liefern konnten bzw. wenn gleichzeitig damit eine Behandlung durchgeführt werden soll (siehe dazu Seite 94f.).

Differentialdiagnose

Ein wichtiger Punkt in der Diagnosefindung ist der Ausschluss anderer Erkrankungen, die ähnliche Symptome haben wie Arthrose. Diese Differentialdiagnose ist deshalb so entscheidend, da die verschiedenen Erkrankungen trotz häufig ähnlicher Symptome natürlich ein völlig unterschiedliches therapeutisches Vorgehen verlangen.

Rheumatoide Arthritis

Auch bei rheumatoider Arthritis oder chronischer Polyarthritis leiden die Patienten unter Gelenkschmerzen und Bewegungseinschränkungen. Im Gegensatz zu Arthrose stehen aber dauerhafte Entzündungsreaktionen im Vordergrund. Außerdem ist rheumatoide Arthritis als systemische Erkrankung nicht lokal begrenzt und kann sich auf den ganzen Körper ausbreiten. Am häufigsten sind Fingermittel- und -grundgelenke sowie Füße betroffen; an den Fingern beginnt in der Regel die Erkrankung langsam. Zunächst zeigen sich symmetrische Schwellungen an den Gelenken beider Körperseiten und der Patient leidet unter Morgensteifigkeit – wie bei Arthrose –, die bei Gebrauch der Gelenke verschwindet. Insbesondere bei jüngeren Menschen kann auch eine so genannte Monoarthritis auftreten, bei der nur ein Gelenk betroffen ist – am häufigsten die großen Gelenke, also das Knie-, Ellenbogen- oder Schultergelenk. Im chronischen Verlauf kann sich rheumatoide Arthritis auf alle Gelenke ausbreiten, aber auch Organe wie Herz, Lunge, Lymphknoten, Gefäße, Knochenmark und Augen betreffen. Die Patienten leiden häufig auch unter Erschöpfung, fühlen sich generell krank und haben oft Fieber.

Wichtigstes Zeichen für die Differentialdiagnostik im Frühstadium ist der typische symmetrische Befall mehrerer Fingergelenke mit Schwellungen und Deformationen. Im späteren Stadium zeigen sich auch im Labor so genannte Rheumafaktoren (spezielle Laborparameter). Im Gegensatz zu Arthrose ist rheumatoide Arthritis keine Erkrankung, die hauptsächlich ältere Menschen betrifft, sondern sie beginnt meist im Alter zwischen 15 und 50 Jahren.

Die Endung -itis bezeichnet in der Medizin Entzündungskrankheiten, Poly- bedeutet »viel, mehr, zahlreich«.

Fibromyalgie

Fibromyalgie wird heute als so genanntes generalisiertes Schmerzsyndrom angesehen; man weiß aber noch sehr wenig über die Entstehung, und auch die Behandlung ist schwierig. Sie gehört in die Gruppe des Weichteilrheumatismus, d. h., nicht die Gelenke sind betroffen, sondern die Patienten haben starke, den gesamten Bewegungsapparat umfassende Schmerzen und Steifigkeit in Muskeln, Sehnen und Bändern, eine erhöhte Sensitivität in bestimmten Körperbereichen, sind oft müde und leiden unter Schlafstörungen.

Als Diagnosekriterien für Fibromyalgie dienten den Ärzten früher 24, jetzt 18 Tender Points an den Muskel-Sehnen-Übergängen.

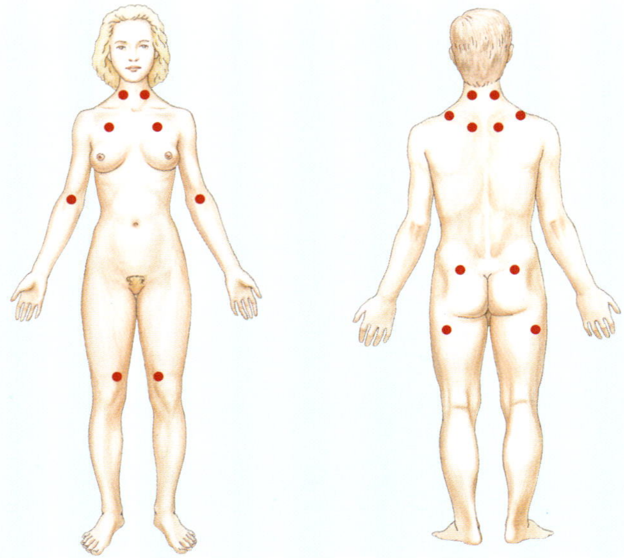

Wissenschaftler haben am Körper bis zu 75 unterschiedliche Schmerzpunkte, die so genannten Tender Points, entdeckt.

Typisch für Fibromyalgie sind heftige Druckschmerzen an so genannten Tender Points. Das sind definierte Punkte auf dem Körper, die besonders empfindlich (engl. tender) sind. Insgesamt sind 18 solcher Punkte festgelegt, von denen mindestens elf über mindestens drei Monate hinweg schmerzhaft sein müssen. Die Diagnose der Fibromyalgie ist eigentlich sehr einfach; dennoch haben zahlreiche Betroffene einen langen Leidensweg hinter sich, da vielen Ärzten dieses Krankheitsbild nicht so bekannt ist bzw. sie nicht daran denken. Die Abgrenzung zu Arthrose ist aber eindeutig.

(Sport-)Verletzungen

Auch akute Verletzungen der Gelenke (Verstauchungen, Verrenkungen) oder von Muskeln (Zerrungen, Prellungen, Risse), Sehnen und Bändern können zu Schmerzen und Funktionseinschränkung führen.

Anders als bei Arthrose verschwinden die Symptome mit Ausheilung der Verletzung.

Die Abgrenzung zu Arthrosebeschwerden ist nicht schwer. In der Regel wissen Sie als Betroffener ja, dass Sie sich verletzt haben. Der Arzt wird anhand von Funktionstests und bildgebenden Verfahren feststellen, welche Strukturen in welchem Ausmaß betroffen sind.

Bursitis und Tendinitis

Bursitis bezeichnet eine Entzündung der Bursa, Schleimbeutel (lat. bursa = Tasche, Beutel), die sich überall dort befinden, wo Muskeln direkt über Knochen ziehen. Sie liegen wie ein Kissen zwischen Muskeln und Knochen und schützen Gelenke vor Reibung und Druck. Tendinitis liegt vor, wenn sich Sehnen entzündet haben. Durch sie wird Muskelaktion auf die Gelenke übertragen.

Bursitis und Tendinitis führen zu Schmerzen und Bewegungseinschränkungen, die in der Regel kein Problem für die Differentialdiagnose sind. Denn es liegen keine Deformierungen vor, und die Lokalität ist eine andere als bei Arthrose.

Bei Bursitis und Tendinitis findet sich wieder die Endung -itis; Zeichen dafür, dass es sich um entzündliche Erkrankungen handelt.

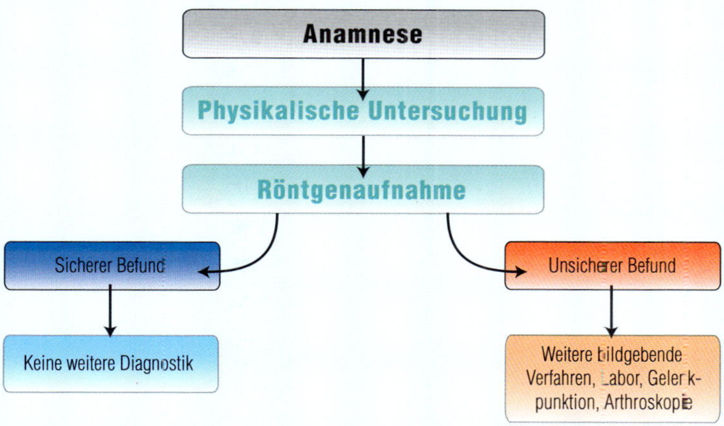

Die Grafik zeigt die Diagnostik bei Arthrose im Überblick.

Ein wirksamer Behandlungsplan bei Arthrose umfasst immer eine Kombination aus verschiedenen Maßnahmen, die speziell auf Ihre Anforderungen und das aktuelle Stadium Ihrer Erkrankung abgestimmt sein müssen.

Welche Behandlungen wirken?

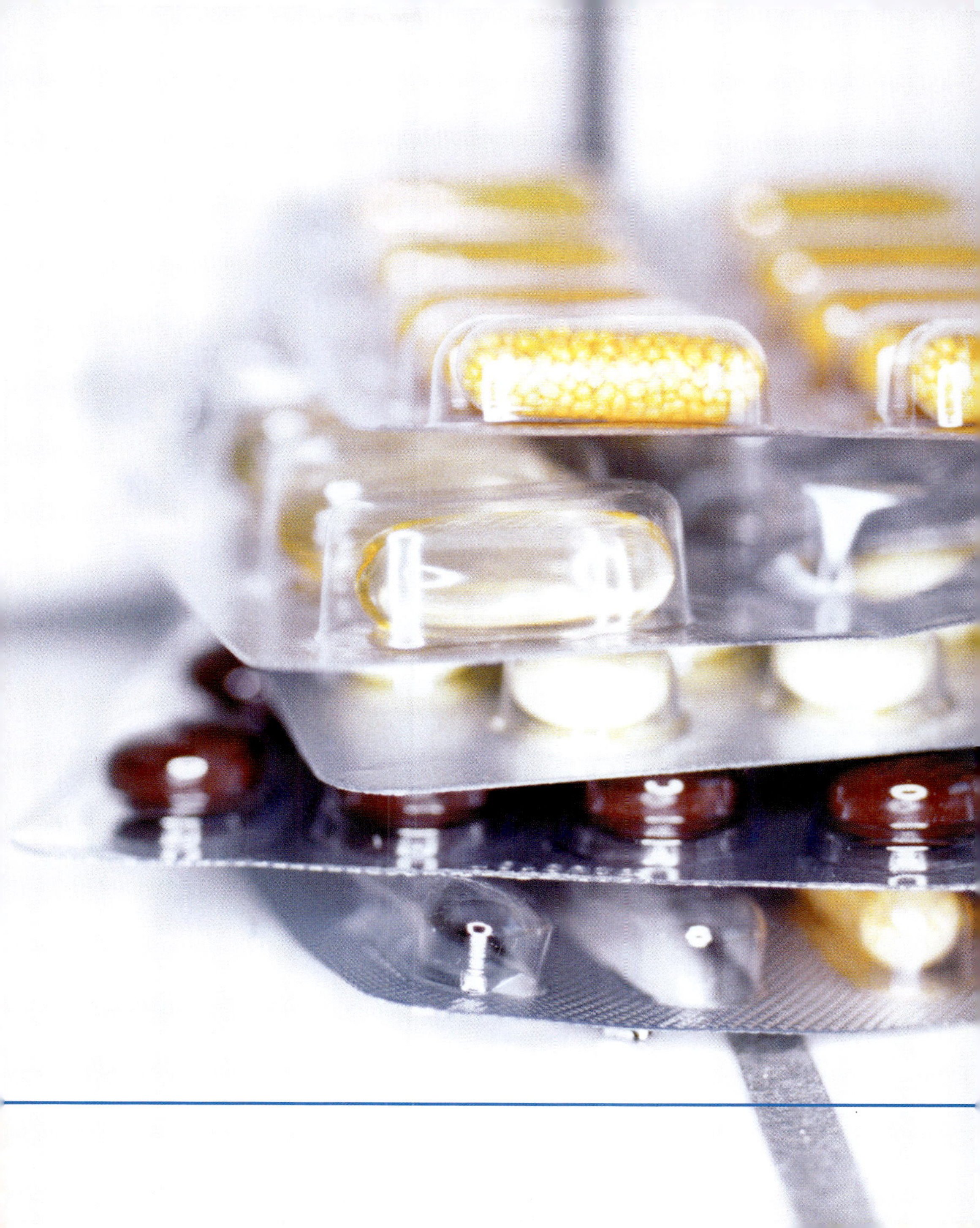

Werden Sie schmerzfrei und beweglich!

Arthrose ist leider bislang noch nicht heilbar, aber durch eine konsequente Behandlung und Strategien sowie Anpassungen in Ihrer Lebensführung können ihre Symptome entscheidend reduziert und der Verlauf der Krankheit deutlich verlangsamt oder eventuell sogar gestoppt werden.

Bei der Behandlung Ihrer Arthrose spielen Sie eine ganz entscheidende Rolle, denn nur mit Ihrer Hilfe wird die Therapie auch erfolgreich sein.

Ziele der Behandlung

Zur Aufstellung eines individuellen Behandlungskonzepts ist es entscheidend, dass Sie mit Ihrem Arzt Ihre ganz persönlichen Therapieziele genau durchsprechen. Ihr Arzt muss wissen, was für Sie wichtig ist, um ein Konzept zusammenstellen zu können, das Ihre Bedürfnisse erfüllt, Ihre therapeutischen Ziele erreicht und mit Ihrem Alltag vereinbar ist.

Das vorrangige Ziel jeder Arthrosetherapie muss es sein, Ihre Schmerzen zu kontrollieren, Ihre Beweglichkeit und Funktionsfähigkeit für Alltag und Beruf zu verbessern und zu erhalten und den Krankheitsverlauf zu verlangsamen. Dabei spielen auch Ihr Alter, andere Erkrankungen und Ihre Ansprüche in Bezug auf körperliche Leistungsfähigkeit eine wichtige Rolle.

Die unterschiedlichen klinischen Stadien der Arthrose, also klinisch stumme, aktivierte (»entzündete«) oder manifeste Arthrose mit Dauerschmerzen, erfordern ein unterschiedliches therapeutisches Vorgehen. Es wird andere Inhalte haben, je nachdem, in welchem Stadium Sie sich befinden und welche Beschwerden aktuell bei Ihnen dominieren.

Kriterien für die individuelle Therapie

- Krankheitsstadium, Schwere der Gelenkzerstörung
- Welche Gelenke sind betroffen? Welche Beschwerden liegen vor?
- Alter des Patienten
- Andere medizinische Probleme
- Lebensstil und Tagesablauf

Konservative Therapien

Medikamentöse Therapie

Die medikamentöse Arthrosetherapie ist symptomgeleitet. Ihr Arzt wird Medikamente empfehlen oder verschreiben, die Ihre Schmerzen lindern, Entzündungen beseitigen und die Funktionsfähigkeit Ihrer Gelenke verbessern. Das therapeutische Ziel von Medikamenten ist, eine aktivierte oder aktuell schmerzhafte Arthrose in einen stummen Zustand ohne Beschwerden zu überführen und schmerzfreie oder zumindest schmerzarme Bewegungen wieder zu ermöglichen. Nur dann können Training und zielgerichtete Krankengymnastik durchgeführt werden, die wichtig sind, um die Knorpelernährung zu verbessern und einen vernünftigen Muskelstatus zu erhalten.

In den meisten Fällen lässt sich dies durch den Einsatz von reinen Schmerzmitteln (Analgetika) und nichtsteroidalen Antirheumatika (NSAR) oder Glukokortikoiden, die in das Gelenk gespritzt werden, erreichen. Die Hyaluronsäure, D-Glucosaminsulfat und die Interleukin-1-Rezeptorantagonisten sind arthrosespezifische Präparate, die ebenfalls symptomatisch wirksam sind. Bisher noch nicht eindeutig belegt ist, ob diese Substanzen eventuell sogar direkten Einfluss auf

Die drei Säulen der Arthrosetherapie:

- Nicht medikamentöse Maßnahmen wie Bewegung, Physiotherapie, Gewichtskontrolle und orthopädische Hilfsmittel für Gelenkschutz und vereinfachte Lebensführung
- Medikamentöse Maßnahmen
- Operative Therapie

Ihr Arzt wird verschiedene Faktoren abwägen, um das für Sie richtige Medikament auszuwählen. Zwei wesentliche sind die Art Ihrer Schmerzen und mögliche Nebenwirkungen. Es ist wichtig, dass Sie Einnahmeempfehlungen genau befolgen und dem Arzt alle Veränderungen berichten.

Arthrose haben und Knorpeldefekte verhindern oder sogar rückgängig machen können – es scheint aber so zu sein. Phytopharmaka (pflanzliche Heilmittel) wie Teufelskralle oder Weidenrinde sind ebenfalls analgetisch (schmerzlindernd) und antiphlogistisch (entzündungshemmend) wirksam und werden vor allem bei leichten Formen von Arthrose eingesetzt oder um chemische Medikamente wie NSAR oder Analgetika einzusparen und damit Nebenwirkungen gering zu halten.

Immer wieder kommen neue »Wundermittel« gegen Arthrose auf den Markt – von Homöopathika über Murmeltierfett bis hin zu diversen Mischpräparaten, die aber alle kein definiertes Wirkprinzip haben und für die es noch keine wissenschaftlichen Untersuchungen gibt. Man muss damit kritisch umgehen; einigen Patienten helfen sie aber trotzdem, so dass man sie nicht generell verwerfen sollte.

Wichtige Fragen zu Ihren Medikamenten

- **Wie oft und wann soll ich das Medikament einnehmen?**
- **Soll ich das Medikament zu oder zwischen den Mahlzeiten einnehmen?**
- **Welche Nebenwirkungen können auftreten?**
- **Kann ich dieses Medikament nehmen, wenn ich gleichzeitig andere Medikamente verwende (nennen Sie dem Arzt alle Medikamente, die Sie einnehmen)?**

Die Selbstmedikation

Selbstmedikation bedeutet eigenverantwortliche Anwendung von rezeptfreien Medikamenten durch den Patienten ohne ärztliche Anordnung und Beratung. Sie hat bei kurzfristigen leichteren Beschwerden einen wichtigen Stellenwert. Trotzdem darf man natürlich keinesfalls sorglos mit Medikamenten umgehen! Selbstmedikation hat ihre Grenzen:

- Wenn sie mehr behandeln soll als vorübergehende Befindlichkeitsstörungen
- Wenn der Laie die Ursachen seiner Beschwerden nicht selbst mehr erkennen kann
- In der Langzeitbehandlung
- Bei schwer wiegenden und chronischen Erkrankungen

Regeln für den Umgang mit Medikamenten in Eigenregie

- Sie müssen die Ursache für Ihre Beschwerden kennen und wissen, dass es sich um eine leichtere und vorübergehende Befindlichkeitsstörung handelt. Können Sie sich keine Ursache erklären, treten die Beschwerden zum ersten Mal oder besonders heftig auf, sollten Sie unbedingt einen Arzt aufsuchen, damit er schwer wiegende Erkrankungen ausschließen kann.
- Kein Langzeitgebrauch von Medikamenten ohne ärztliche Rücksprache! Die langfristige Einnahme von z. B. bestimmten Schmerzmitteln kann zu schweren Nebenwirkungen, Organschäden und sogar zur Medikamentenabhängigkeit führen. Schmerzmedikamente sollten nicht länger als an zwei bis drei aufeinander folgenden Tagen und nicht häufiger als zehn Tage im Monat in Eigenregie eingenommen werden!
- Beachten Sie genauestens die Dosierungsempfehlungen auf dem Beipackzettel und auch mögliche Gegenanzeigen. Sind Sie sich unsicher, gilt: Fragen Sie Ihren Arzt oder Apotheker!
- Nehmen Sie nie mehr als ein Präparat. Die Kombination mehrerer Medikamente kann zu unerwünschten Wechselwirkungen führen mit für Sie nicht kontrollierbaren Nebenwirkungen oder Wirkverlusten. Dies gilt auch für die Kombination mit vom Arzt verschriebenen

> Die medikamentöse Arthrosetherapie werden Sie in keinem Fall in Eigenregie durchführen können! Ihr Arzt wird Ihnen sagen, welche Medikamente für Sie am besten sind und wie Sie sie einnehmen sollen.

Die Liste der hier vorgestellten bewährten Medikamente erhebt keinen Anspruch auf Vollständigkeit. Die Nennung von Produkten ist lediglich exemplarisch und stellt keine Bewertung dar.

Medikamenten. Informieren Sie also den Apotheker beim Kauf von Medikamenten über andere, die Sie einnehmen, und informieren Sie Ihren Arzt, wenn Sie Tabletten in Eigenregie verwenden.

▸ Gehen Ihre Beschwerden innerhalb kürzester Zeit nicht zurück oder verschlimmern sie sich gar, müssen Sie unbedingt einen Arzt aufsuchen!

Schmerzmittel (Analgetika)

Reine Analgetika sind Medikamente, die Schmerzen lindern. Sie haben keine Wirkung auf Entzündung oder Schwellungen. Wenn Sie unter Arthroseschmerzen leiden, aber keine Entzündung vorliegt, haben reine Analgetika gegenüber Medikamenten mit entzündungshemmender Wirksamkeit den Vorteil, dass sie weniger Nebenwirkungen haben. Paracetamol ist unter den Analgetika Mittel der ersten Wahl. Es darf allerdings nicht eingenommen werden, wenn schwere Nieren- oder Leberschäden vorliegen.

Nichtsteroidale Antirheumatika (NSAR)

Nichtsteroidale Antirheumatika werden sehr häufig in der Arthrosetherapie eingesetzt. Sie sind ohne Verschreibung in der Apotheke erhältlich; es gibt aber auch verschreibungspflichtige Präparate. Ihre Aufgabe ist Entzündungshemmung (deshalb werden sie auch Antiphlogistika genannt) und Schmerzlinderung – sie sind also auch Analgetika, aber mit einer zusätzlichen entzündungshemmenden Wirkung, und werden daher bei Patienten eingesetzt, bei denen Entzündung oder Reizerguss vorliegen, also im aktivierten Stadium, aber auch bei solchen, bei denen reine Analgetika nicht wirken.
NSAR wirken, indem sie die Produktion von Substanzen stoppen, die im Körper während einer Entzündung gebildet werden. Diese Substanzen heißen Prostaglandine. Die Entzündungshemmung ist ein

sehr wichtiges Ziel in der Arthrosetherapie, da sie u. a. auch eine Form des wirksamen Knorpelschutzes darstellt. Denn Entzündungsstoffe greifen den Knorpel an, so dass eine möglichst rasche Beseitigung der Entzündung ein schnelleres Fortschreiten von Arthrose verhindern kann.
Das bekannteste NSAR ist Acetylsalicylsäure (ASS, z. B. Aspirin). Es gibt aber eine Vielzahl von Substanzen, wie Ibuprofen (z. B. Brufen®, Aktren®), Diclofenac (z. B. Voltaren®), Indomatacin (z. B. Amuno®) oder Meloxican (Mobec®). Die verschiedenen Präparate haben zwar alle einen ähnlichen Wirkmechanismus, weisen jedoch leichte Unterschiede in der Zusammensetzung auf. Außerdem gibt es unterschiedliche Darreichungsformen in Form von Tabletten, Zäpfchen, Dragees oder auflösbaren Tabs.

Zeigt ein NSAR keine Wirksamkeit, vertragen Sie ein Präparat nicht oder kommen Sie mit einer Darreichungsform nicht zurecht, können verschiedene andere verabreicht werden, um das für Sie bestwirksame, verträglichste und einnahmefreundlichste zu finden. Kombinieren Sie aber niemals verschiedene NSAR, da sonst die Gefahr von Nebenwirkungen deutlich steigt!

Zu Risiken und Nebenwirkungen

NSAR gehören zu den am meisten eingesetzten Medikamenten. Sie sind allerdings in den letzten Jahren in die Diskussion geraten, da sie gerade in der Langzeitanwendung erhebliche Nebenwirkungen haben können. Relativ harmlose sind Magenschmerzen, Sodbrennen oder Dyspepsie (Symptome: Durchfall und Erbrechen). Gefährliche Komplikationen sind Magengeschwüre, -blutungen oder ein -durchbruch; das Risiko für die Entstehung schwer wiegender Magenprobleme vervierfacht sich. 15 bis 20 Prozent der Patienten bekommen ein Magengeschwür, und ein bis drei Prozent müssen wegen Magenblutung oder -durchbruch im Krankenhaus behandelt werden.
Schätzungen zufolge sterben allein in Deutschland etwa bis zu 2000 Patienten pro Jahr an den Folgen einer langen NSAR-Therapie. Je länger NSAR eingenommen werden, desto höher ist das Risiko für unerwünschte Nebenwirkungen und desto schwer wiegender können diese ausfallen.

Zur Reduzierung des Risikos sollten NSAR immer mit den Mahlzeiten eingenommen werden. Zum zusätzlichen Schutz kann Ihr Arzt Ihnen eventuell auch Präparate verordnen, die den Magen schützen (z. B. Omeprazol, Misoprostol).
Viele andere Medikamente sollten nicht gemeinsam mit NSAR eingenommen werden, da sie deren Verarbeitung im Körper verändern. Neben Magenproblemen kommt es gerade auch bei älteren Patienten bei einer langfristigen Einnahme von NSAR auch häufig zu Störungen der Nierenfunktion. Hinzu kommt, dass NSAR den Restknorpel schädigen.

Die Ausführungen zu den doch schwer wiegenden Nebenwirkungen der NSAR-Therapie sollen Sie nicht verunsichern, sondern darauf aufmerksam machen, dass auch Medikamente, die frei verkäuflich in der Apotheke erhältlich sind, durchaus gefährlich sein können und nicht unkontrolliert eingenommen werden dürfen.

Risikofaktoren für Magenkomplikationen

- Alter über 60 Jahre
- Bereits erlittene Magengeschwüre oder -blutungen
- Hohe Dosierungen und lange Dauer der NSAR-Therapie
- Rauchen
- Dauerstress
- Erhöhter Alkoholkonsum
- Einnahme blutverdünnender Medikamente (z. B. Marcumar)
- Einnahme kortisonhaltiger Medikamente
- Eine generell schlechte gesundheitliche Verfassung

Risikofaktoren für Nierenfunktionsstörungen

- Alter über 60 Jahre
- Bereits bestehende Nierenerkrankungen
- Arterielle Hypertonie (Bluthochdruck)
- Herzinsuffizienz
- Einnahme von Diuretika, ACE-Hemmern, eventuell auch AT1-Antagonisten
- Flüssigkeitsdefizit

So wenig wie möglich, aber so viel wie nötig!

Ich empfehle meinen Patienten die Einnahme von NSAR nur für die Kurzzeitanwendung bei aktivierter Arthrose und in einer möglichst niedrigen Dosierung. Allerdings müssen sie konsequent bis zum Abklingen der Entzündung eingenommen werden.
Vorrangig setze ich NSAR ein, die ein geringeres Risiko aufweisen. Dazu zählen kurzwirksame Substanzen wie Acetylsalicylsäure, Diclofenac, Ibuprofen, Ketoprofen und Acemetacin. Bei Risikopatienten verschreibe ich zusätzlich ein Magenschutzpräparat oder setze eine neue Medikamentengruppe ein, die COX-2-Hemmer.

COX-2-Hemmer

COX-2-Hemmer (Cyclooxygenase-2-Hemmer) sind eine neue Medikamentenentwicklung der NSAR. Sie stellen einen wirklichen Durchbruch für die Arthrosetherapie dar, da sie alle positiven Wirkungen der klassischen NSAR, aber wesentlich weniger Nebenwirkungen auf den Magen haben. Momentan sind drei Präparate auf dem Markt mit den Substanzen Celecoxib (Celebrex®), Rofecoxib (VIOXX®) und Valdecoxib (Bextra®).
Neuere Forschungen haben ergeben, dass zwei Enzyme an der Prostaglandinproduktion beteiligt sind. Prostaglandine sind die wichtigsten Entzündungsstoffe. Erreicht man eine Hemmung der Produktion dieser Stoffe, kann eine Entzündung beseitigt werden. Die beiden Enzyme heißen Cyclooxygenase 1 (COX 1) und Cyclooxygenase 2 (COX 1).
COX 1 produziert Prostaglandine, die die Magenwand vor der Magensäure schützen, einer äußerst aggressiven Substanz. Gelangt sie direkt an die Magenwand, kann es zu Magengeschwüren, -blutungen oder sogar -durchbruch kommen. COX 2 produziert Prostaglandine, die an der Entzündungsentstehung beteiligt sind.

Es ist sehr wichtig, dass Sie Symptome wie Bauchschmerzen oder Stuhlveränderungen sofort mit Ihrem Arzt besprechen. Gehören Sie zu einer Risikogruppe, sollten Sie die Einnahme von NSAR unbedingt vorher mit Ihrem Arzt abklären! Auch sollten Sie auf keinen Fall auf eigene Faust die Dosis erhöhen und dürfen NSAR nur bedarfsgerecht einnehmen, also nur, wenn Sie wirklich Schmerzen und Entzündungen haben.

Die klassischen NSAR hemmen beide Enzyme, COX 1 und COX 2. Damit bekämpfen sie zwar effektiv die Entzündung, nehmen aber auch den wichtigen Magenschutz, wodurch die beschriebenen Magenprobleme entstehen können. Die neuen COX-2-Hemmer beeinflussen dagegen (mehr oder weniger) selektiv nur das COX-2-Enzym. Damit wird die Entzündung ebenso effektiv gehemmt, aber der Magenschutz durch die COX-1-Enzyme bleibt erhalten.
Leider sind COX-2-Hemmer viel teurer als die klassischen NSAR. Sie werden daher in der Regel nur solchen Patienten verschrieben, die keine NSAR nehmen können, bei denen diese nicht wirken oder die ein erhöhtes Risiko für Magenprobleme haben (siehe Seite 58).

Die neuen COX-2-Hemmer sind sehr viel verträglicher; es treten viel seltener Magenkomplikationen auf als bei Einnahme der klassischen NSAR.

Zu Risiken und Nebenwirkungen

Es gibt einige Hinweise, dass auch COX-2-Hemmer unter gewissen Umständen mit Vorsicht eingesetzt werden sollten: Anscheinend erhöht sich unter einer Therapie mit COX-2-Hemmern bei Patienten mit bestehenden Erkrankungen des Herz-Kreislauf-Systems das Risiko für kardiovaskuläre Ereignisse (beispielsweise Herzinfarkt). Bei Patienten, die eine Dauertherapie mit niedrig dosierten ASS (Acetylsalicysäure) für eine kardioprotektive (Herz-Kreislauf-schützende) Prävention erhalten, scheint sich der positive Magenschutzeffekt der COX-2-Hemmer zu nivellieren, so dass sich der Einsatz der teuren Substanzen nicht lohnt.

Durchbruch in der Arthrosetherapie

Insgesamt kann man sagen, dass mit den COX-2-Hemmern endlich eine Substanz gefunden worden ist, die die Nebenwirkungen der klassischen NSAR auf Magen und Darm drastisch senken kann. Somit können nun auch Risikopatienten eine effektive Schmerz- und Entzündungsbehandlung bekommen.

Opiod-Analgetika

Lässt sich der Schmerz mit keinen der bisher genannten Medikamentengruppen ausreichend reduzieren, sollte auch vor dem Einsatz von Opioid-Analgetika nicht zurückgeschreckt werden. Leider haben viele Patienten, aber auch Ärzte, immer noch große Angst vor Opioiden, weil sie glauben, dass sie süchtig machen. Man weiß heute, dass dies nicht stimmt: In der medikamentösen Schmerztherapie werden so genannte Retardpräparate nach einem festen Zeitschema eingesetzt. Das sind Medikamente mit einem verzögerten Wirkeintritt, die Wirksubstanz wird nach und nach freigesetzt. Damit haben sie einen lang anhaltenden Effekt und blockieren den Schmerz kontinuierlich. Eine psychologische Abhängigkeit kann daher gar nicht entstehen. Opioide sind extrem wirksame Schmerzmittel und sollten bei starken Schmerzen viel häufiger zum Einsatz kommen. Leidet man nämlich längere Zeit unter Schmerzen, merkt sich dies unser Organismus. Dieses als Schmerzchronifizierung bezeichnete Phänomen gilt es unbedingt durch konsequente und frühzeitige Schmerztherapie zu verhindern, denn chronische Schmerzen zu »verlernen« ist weitaus schwieriger als akute zu beseitigen.

Bei extremen Schmerzen unbedingt empfehlenswert

Es gibt verschieden starke Opioide, die entsprechend einem von der WHO (Weltgesundheitsorganisation) entwickelten Stufenschema der Schmerztherapie eingesetzt werden. Es wird begonnen mit schwach wirksamen Opioiden wie Tramadol (beispielsweise Tramal®), Tilidin/Naloxon (beispielsweise Valoron®) oder Dihydrocodein (beispielsweise DHC Mundipharma®). Bei extremen Schmerzen kommen stark wirksame Opioide wie retardiertes Oxycodon (beispielsweise Oxygesic®), retardiertes Morphin (beispielsweise MST®) oder Hydromorphon (beispielsweise Dilaudid®) zum Einsatz.

Tückisches »Schmerzgedächtnis«: Wir »lernen«, dass wir Schmerzen haben, was zur Folge hat, dass wir auch dann noch Schmerzen empfinden, wenn die eigentliche Ursache schon beseitigt ist. Opioide sind dabei sicher keine Standardtherapie. Sollten Sie aber unter schwersten Arthroseschmerzen leiden, ist ihr Einsatz unbedingt empfehlenswert: Es gibt keine effektivere Therapie!

Topische Arzneimittel

Topische Arzneimittel sind Medikamente, die über die Haut aufgenommen werden, also z. B. Salben, Gels, Pasten oder Pflaster. Man muss allerdings betonen, dass ihre Wirksubstanzen in nur sehr geringen Mengen in die Tiefe des Körpers gelangen. Bei Gelenken, die an der Hautoberfläche liegen, ist ihr Einsatz aber durchaus sehr viel versprechend.

Es gibt Salben oder Gels mit einer antirheumatischen Komponente (beispielsweise Indometacin-Gel, Voltaren Emulgel), die die gleichen Substanzen enthalten wie NSAR. Bei einigen Patienten können mit diesen Präparaten NSAR in Tablettenform ganz ersetzt oder zumindest die Dosis reduziert werden. Außerdem steht eine Reihe von Salben mit pflanzlichen Wirksubstanzen zur Verfügung, z. B. Ringelblumensalbe, die abschwellend und leicht entzündungshemmend wirken, die Durchblutung steigern und somit auch muskelentspannende Effekte haben.

Topische Arzneimittel haben den Vorteil, dass sie ausgesprochen nebenwirkungsarm und sehr kostengünstig sind.

Im Stadium aktivierter Arthrose können kühlende Salben (beispielsweise Heparinsalbe), Pasten (beispielsweise Enelbin-Paste, Kytta-Balsam) oder auch Umane Meeresschlickbinden aus der Apotheke eingesetzt werden.

Hilfe durch Hausmittel

Bei aktivierter Arthrose sind auch traditionelle Hausmittel wie Quark- oder Heilerdeumschläge eine Wohltat. Dazu streicht man gewöhnlichen Speisequark oder Heilerde dick auf ein Leinentuch und umwickelt damit das schmerzende Gelenk. Der Umschlag verbleibt so lange dort, bis der Quark oder die Heilerde fest und bröckelig wird; man kann ihn aber auch einfach über Nacht anlegen. Die Kühlung lindert den Schmerz und wird von vielen Patienten als sehr angenehm empfunden.

Intraartikuläre Glukokortikoidinjektionen

Glukokortikoide sind Medikamente, die dem im Körper gebildeten Hormon Kortison verwandt sind. Dieses Hormon hat eine sehr starke entzündungshemmende Wirksamkeit. Bei der intraartikulären Injektion von Glukokortikoiden wird das Medikament in das Gelenk (intraartikulär) gespritzt.

Zu Risiken und Nebenwirkungen

Viele Patienten haben Angst vor den typischen Nebenwirkungen von Kortison, wie die Entstehung eines Vollmondgesichts oder Knochenschwund. Diese treten aber nur auf, wenn Kortison über einen langen Zeitraum und in hohen Dosierungen eingenommen wird. In der Arthrosetherapie wird das Glukokortikoid lediglich in akuten Stadien eingesetzt. Die intraartikuläre Gabe hat zudem gegenüber der Tabletteneinnahme (systemische Einnahme) den Vorteil, dass die Substanz nicht durch die gesamte Blutbahn läuft, sondern nur am »Ort des Geschehens«, also direkt im Gelenk wirkt.

Zu beachten ist aber: Der Abstand zwischen den Injektionen darf vier Wochen nicht unterschreiten, und es sollten nicht mehr als vier Injektionen pro Jahr gegeben werden. Eine häufigere Anwendung kann den Knorpel schädigen. Die Therapie muss unbedingt von einem erfahrenen Arzt durchgeführt werden!

Bei aktivierter Arthrose kann mit der intraartikulären Glukokortikoidtherapie eine Deaktivierung erreicht und der Teufelskreis von Entzündung, Schmerzen und Fortschreiten der Erkrankung durchbrochen werden. Bei akuten Schmerzzuständen mit Gelenkerguss lässt sich mit dieser Therapie eine sehr schnelle und zielgerichtete Schmerzbefreiung erreichen. Außerdem kann gleichzeitig der das Gelenk belastende und den Knorpel schädigende Erguss abpunktiert werden (siehe auch Seite 44f.).

Bei einem Gelenkerguss kann mit der Injektion des schmerzstillenden Glukokortikoids gleichzeitig die Flüssigkeit herausgezogen werden: Das Gelenk wird entlastet, der Knorpel vor den darin enthaltenen schädigenden Substanzen geschützt.

Chondroprotektiva haben zwar das Potenzial einer knorpelregenerierenden und -schützenden Wirkung, der endgültige Beweis steht aber noch aus.

Knorpelschutzpräparate (Chondroprotektiva)

Bei allen bisher vorgestellten Medikamenten handelt es sich um Substanzen, die Symptome verbessern, aber keinen direkten Einfluss auf das Krankheitsgeschehen haben, also letztendlich die Struktur des Knorpels nicht beeinflussen. Diese Substanzen nennt man daher auch symptommodifizierende Medikamente.
Nun gibt es Medikamente, die zumindest hoffen lassen, dass sie die Struktur des Knorpels und die der knorpelnährenden Gelenkschmiere verbessern. Der Effekt dieser so genannten strukturmodifizierenden Medikamente ist allerdings bisher noch nicht endgültig wissenschaftlich belegt. Ihr Einsatz muss also genau abgewogen werden, da es bei einigen keine allgemein gültigen Behandlungsrichtlinien gibt, viele auch sehr teuer sind und die Kosten nur selten von den Krankenkassen übernommen werden. Viele Patienten profitieren aber erheblich von einigen dieser Medikamente, denn symptommodifizierend und sehr gut verträglich sind sie auf jeden Fall.

Einsatz im Frühstadium

Derzeit gibt es vier Substanzen, die ein strukturmodifizierendes Potenzial haben. Drei davon ersetzen bzw. verstärken natürlich vorkommende Substanzen im Körper: Glucosalminsulfat, Chondroitinsulfat und Hyaluronsäure. Sie alle haben eine wichtige Funktion im Knorpel- und Gelenkstoffwechsel, sind Bausteine von Gelenkschmiere und Knorpel. Die vierte Substanz, der Interleukin-1-Rezeptorantagonist, ist Widersacher einer Substanz, die für Arthroseentstehung mitverantwortlich gemacht wird: Interleukin-1. Für alle Präparate gilt, dass sie nur wirken können, wenn die Arthrose noch nicht zu weit fortgeschritten ist und noch gesunde Knorpelzellen vorhanden sind. In späten Stadien greifen diese Behandlungskonzepte nicht mehr.

Glucosaminsulfat

Glucosaminsulfat ist ein natürlicher Baustein von Gelenkschmiere und Knorpel. Es regt knorpelaufbauende Prozesse an, hemmt -abbauende Mechanismen und reguliert damit das dynamische Gleichgewicht des Knorpelstoffwechsels. Die Substanz ist hauptverantwortlich für die Biosynthese, also die Produktion körpereigener Substanzen, die für die Knorpelgesundheit verantwortlich sind: Hyaluronsäure, Chondroitin und Keratansulfat. Außerdem hemmt Glucosaminsulfat entzündliche Gelenkprozesse und beugt so knorpelschädigenden Prozessen vor.

Studien zeigen, dass der Körper im Alter die Fähigkeit verliert, ausreichende Mengen Glucosaminsulfat zu produzieren. Der Knorpel kann dadurch nicht mehr ausreichend Wasser speichern und verliert seine Stoßdämpferwirkung. Präparate mit Glucosaminsulfat sollen daher die natürliche Substanz ersetzen.

So wird therapiert Die symptomatologische Wirksamkeit von Glucosaminsulfat (z. B. Dona, 200 S, natürliche Präparate: Grünlippmuscheln, Haiknorpel) ist durch viele klinische Studien mittlerweile gut belegt. Schmerzen, Gelenksteifigkeit und funktionelle Beeinträchtigungen nehmen unter einer zwölfwöchigen Therapie mindestens genauso gut ab wie unter den klassischen NSAR, wobei aber die Verträglichkeit besser ist. Die Wirkung hält bis zu acht Wochen nach Ende der medikamentösen Einnahme an.

Eine wissenschaftliche Studie ergab, dass sich der Kniegelenkspalt in einem Zeitraum von drei Jahren bei Patienten mit einer Gonarthrose, die ein Glucosaminsulfatpräparat bekamen, nicht verringerte, während die Kontrollgruppe, die ein Scheinpräparat (Placebo) einnahm, eine Kniegelenkspaltverringerung von durchschnittlich 0,31 Millimeter aufwies. Es scheint also möglich, dass die Einnahme von Glucosalminsulfatpräparaten den Verlust an Knorpelmasse ver-

In Hinblick auf eine mögliche Heilungschance mit Glucosaminsulfat kann noch keine endgültige Aussage getroffen werden, aber die Ergebnisse vorliegender Studien sind ausgesprochen ermutigend.

langsamen kann. Kritisch anmerken muss man, dass die Studie mit einer nur kleinen Patientenzahl durchgeführt und vom Hersteller des Präparats finanziert wurde. Es muss auch hinterfragt werden, inwieweit ein solch geringer Unterschied von wenigen Millimetern für den Patienten überhaupt spürbar ist, d. h. ob sich seine Beschwerden deshalb tatsächlich verbessern oder eine Operation erst später erfolgen muss. Trotzdem zeigt sich ein Effekt der Substanz auf den Krankheitsverlauf – und dies konnte bisher durch keines der Standardmedikamente erreicht werden.

Glucosaminsulfat und Chondroitinsulfat zeichnen sich durch sehr gute Verträglichkeit und Symptomverbesserung aus. Besonders wirksam ist eine kombinierte Gabe mit beiden Präparaten.

Chondroitinsulfat

Auch Chondroitinsulfat ist ein natürlicher Bestandteil des Gelenkknorpels. Es verleiht ihm seine Struktur und ist verantwortlich für Wasserbindungsfähigkeit und damit Elastizität und stoßdämpfende Eigenschaften. Außerdem hat es antientzündliche Effekte.

So wird therapiert Bei Präparaten mit Chondroitinsulfat wird die Wirksubstanz aus Fischknorpel (Chondrosulf®) oder Vogelknorpel (Structum, Kapseln) gewonnen. Auch zu Chondroitinsulfat liegen sehr ermutigende Studienergebnisse vor, die die Wirksamkeit hinsichtlich Schmerz- und Entzündungslinderung sowie Funktionsverbesserung belegen und Hinweise auf einen möglichen krankheitsmodifizierenden Effekt geben. Jedoch steht ein endgültiger Beweis hier ebenfalls noch aus.

Hyaluronsäure

Hyaluronsäure ist ein weiterer natürlicher Bestandteil von Knorpel und Gelenkschmiere und spielt für den reibungslosen und schmerzfreien Bewegungsablauf eine große Rolle. Sie wird von den Zellen der inneren Gelenkkapsel gebildet und von dort an die Gelenkschmiere abgegeben. Deren Schmier- und Gleitfähigkeit (Viskosität) beruht auf dem Gehalt an Hyaluronsäure, die auch im Knorpel selbst eine wichtige Aufgabe erfüllt. Sie setzt sich aus Molekülen zusammen, die sehr gut Wasser binden können und damit die stoßdämpfende Funktion des Knorpels erhalten. Dadurch ist Hyaluronsäure mitverantwortlich für die Regulation von Schmierung, Gleitfähigkeit und Stoßdämpfung im Gelenk.

Bei älteren Menschen und bei Patienten mit Arthrose sinkt sowohl die Konzentration als auch die Größe der natürlich gebildeten Hyaluronsäuremoleküle. Das hat zur Folge, dass die Gleitfähigkeit der Gelenkschmiere schlechter wird. Der Schutz des Knorpels durch einen widerstandsfähigen Überzug ist reduziert, seine Elastizität und Festigkeit nimmt ab. Hyaluronsäurepräparate (z. B. Synvisk®, als Medizinprodukt: GO-ON, Hyalart®, Ostenil®, Hyaject®) werden entweder aus Hahnenkamm oder gentechnisch hergestellt. Man nennt diese Therapie auch Viskosupplementierung, da die natürliche Viskosität der Gelenkschmiere ersetzt (supplementiert) wird.

Es ist mittlerweile gut dokumentiert, dass der Einsatz von Hyaluronsäurepräparaten die Viskosität der Gelenkschmiere erhöht und damit mechanische Knorpeleigenschaften, also Gleitfähigkeit und Stoßdämpferfunktion, verbessert. Außerdem hemmt Hyaluronsäure lokale Entzündungsreaktionen und schützt Schmerzrezeptoren, so dass diese blockiert und Schmerzen reduziert werden.

So wird therapiert Das Präparat wird in das betroffene Gelenk gespritzt, um es von innen zu »schmieren«. Im Vergleich zu Medikamenten, die man schluckt, hat dies auch den Vorteil, dass viel weniger Nebenwirkungen entstehen. In Abhängigkeit vom verwendeten Präparat ist eine Injektion pro Woche über einen Zeitraum von drei bis fünf Wochen notwendig.

Klinische Studien belegen die hohe Wirksamkeit einer Therapie mit Hyaluronsäure in Bezug auf gute Schmerzlinderung und Verbesse-

Die Therapie mit Hyaluronsäurepräparaten ist sehr gut verträglich; es treten praktisch keine Nebenwirkungen auf. Das einzige Risiko besteht in der intraartikulären Injektion (in das Gelenk), wobei die Gefahr einer Infektion aber ausgesprochen gering ist.

Hyaluronsäurepräparate zeigen besonders bei Kniegelenksarthrose gute Erfolge. Leider wird die Therapie von den gesetzlichen Krankenkassen nicht übernommen und muss, falls man nicht privat versichert ist, selbst bezahlt werden. Daher lohnt sich oft zunächst ein Behandlungsversuch mit billigeren Präparaten auf pflanzlicher Basis (z. B. Neycondrin in Kombination mit Zeel).

rung der Mobilität. Die Beschwerdenminderung hält über einen Zeitraum von bis zu sechs Monaten nach Therapieende an. Die bisherigen Studien wurden allerdings nur bei Patienten mit Gonarthrose durchgeführt, so dass für andere Gelenke keine Aussage getroffen werden kann.

Es wird auch diskutiert, ob Hyaluronsäureinjektionen nicht nur symptomatisch wirken, sondern eventuell sogar direkten Einfluss auf den Verlauf von Arthrose nehmen können. Man hofft, dass sich die Substanz wie natürlich gebildetes Hyaluron verhält, Elastizität, Festigkeit und Wasserbindungskraft der Gelenkschmiere verbessert und somit eine gesunde Ernährung und Schutz des Knorpels wiederherstellt. Momentan liegen zwei Studien vor, die allerdings mit nur kleinen Patientenzahlen durchgeführt wurden, so dass die Ergebnisse nicht repräsentativ, aber doch ermutigend sind: Bei einem Teil der Patienten konnte das Fortschreiten der Knorpeldefekte verzögert werden. In einer der Studien reduzierte sich deren Ausmaß sogar bei etwa einem Drittel der Patienten.

Interleukin-1-Rezeptorantagonist

Die Therapie mit dem Interleukin-1-Rezeptorantagonist (Orthokin®-Therapie) ist ein innovatives Verfahren; sie basiert auf neuen Erkenntnissen zu den Ursachen von Arthrose, die aber noch nicht bestätigt sind: Wissenschaftler gehen davon aus, dass bestimmte Entzündungsstoffe in unserem Körper, die so genannten Interleukine-1 (IL-1), maßgeblich am Entstehungsprozess von Arthrose beteiligt sind. Interleukin-1 ist Bestandteil des Immunsystems und kann Einfluss auf die Funktion vieler Zellen nehmen und diese verändern. Eigentlich hat die Substanz die wichtige Funktion, den Reparaturprozess im Körper bei Schädigungen zu unterstützen, indem sie Reparaturstoffe an den entsprechenden Ort transportiert. Interleukin-1 kann aber auch Prozesse wie Knorpelschäden, Entzündung und Schmerzen auslösen, die u. a. für Entstehen und Fortschreiten von Arthrose verantwortlich gemacht werden. Ende der 1980er Jahre gelang es US-amerikanischen Wissenschaftlern, eine Substanz zu identifizieren, die die Auswirkungen dieses »Übeltäters« unterbindet. Auch hier handelt es sich um eine körpereigene Substanz, das Protein Interleukin-1-Rezeptorantagonist (IL-1RA). Der Name verrät bereits, dass es sich hierbei um einen Widersacher (Antagonist = Gegenspieler) zum Interleukin-1 handelt. Unser Körper verfügt also über »gute« Proteine, die den Zerstörungsprozess des Knorpels aufhalten können.

Warum nutzt der Körper diese schützenden Substanzen nicht? Beim gesunden Menschen befinden sich das »böse« Interleukin-1 und der »gute« Interleukin-1-Rezeptorantagonist in Balance. Kommt es zu einer Schädigung des Gelenkknorpels, entsteht ein Ungleichgewicht; das Interleukin-1 gewinnt die Oberhand. Der an Arthrose erkrankte Körper kann sich nicht mehr ausreichend selbst schützen, die Knorpelzerstörung schreitet fort. Diese Ausgangshypothese brachte ein Forschungsteam auf die Idee, man müsse die schützenden Proteine so stark vermehren können, dass sie die schädigenden Entzündungsstoffe hemmen können. Sie entwickelten eine Methode, mit der der natürliche Schutzmechanismus des Körpers genutzt und somit direkt in das Krankheitsgeschehen eingegriffen werden soll.

Das neuartige Therapiekonzept wird von den Herstellern auch als chondroprotektives Behandlungsverfahren bezeichnet, da es die schädigenden Einflüsse der Entzündungsstoffe neutralisieren soll und damit den Knorpel (Chondro) schützt (protektiv).

So wird therapiert In einem ersten Behandlungsschritt wird dem Patienten zunächst aus der Armvene etwas Blut entnommen. Es konnte nämlich festgestellt werden, dass der »Arthrosehemmstoff«, wie die Hersteller ihn nennen, also der Interleukin-1-Rezeptorantagonist, von bestimmten Blutzellen gebildet wird, den so genannten Monozyten, die zur Familie der weißen Blutkörperchen gehören. Da der Knorpel nicht durchblutet wird, kann der Hemmstoff auch nicht über das Blutsystem zum Knorpel gelangen. Die entnommene Blutprobe wird in ein Speziallabor gebracht; dort werden die Monozyten biochemisch angeregt, vermehrt Interleukin-1-Rezeptorantagonisten zu bilden. 24 Stunden später hat sich die Menge an schützenden Hemmstoffen um etwa den Faktor 100 erhöht. Nach Abtrennung der festen Blutbestandteile aus dem Serum bleibt eine hochkonzentrierte Proteinlösung, die portionsweise in Ampullen gefüllt, eingefroren und zum behandelnden Arzt gebracht wird. Dieser Vorgang dauert in der Regel acht bis zehn Tage, da die Blutprobe und die Proteinlösung strengen Qualitätskontrollen unterzogen werden.

Bei vielen Patienten bleibt die Besserung ihrer Beschwerden durch eine Behandlung mit Interleukin-1-Rezeptorantagonisten zwischen sechs Monaten bis zu zwei Jahren erhalten. Lässt die Wirkung der Therapie nach, kann sie in Absprache mit dem behandelnden Arzt wiederholt werden.

Die Ampulle wird schließlich aufgetaut, Ihr Arzt injiziert in einem letzten Behandlungsschritt das aus Ihrem eigenen Körper gewonnene, nun um die Hemmstoffe angereicherte Präparat mit einer Spritze direkt in Ihr erkranktes Gelenk. Dort docken die schützenden Interleukin-1-Rezeptorantagonisten an bestimmten Angriffsstellen an Knorpelzellen und Gelenkinnenhaut an und wehren die schädigenden Entzündungsstoffe ab. Es sind sechs bis acht Injektionsbehandlungen notwendig, die je nach Ihrem Krankheitsbild in wöchentlichen Abständen oder zweimal pro Woche durchgeführt werden sollten.

Der volle Behandlungserfolg zeigt sich erst nach ca. sechs Wochen. Bei vielen Patienten treten deutliche Schmerzlinderungen und Beweglichkeitsverbesserungen ein, und Entzündungsprozesse werden gehemmt; bei manchen zeigt sich ein Effekt auch schon nach der ersten Injektionsbehandlung. Wie lange er anhält, hängt u. a. vom Schweregrad der Arthrose ab und ist insgesamt sehr individuell.

Zu Risiken und Nebenwirkungen Auch diese Therapie ist nur dann möglich, wenn der Knorpel nicht völlig zerstört ist, denn die Arthrosehemmstoffe brauchen ein noch intaktes Gewebe, an das sie andocken können. Je früher Sie also mit einer solchen Behandlung beginnen, desto besser ist die Wirkung, und der Zerstörungsprozess des Knorpels kann aufgehalten werden. Leider sprechen nicht alle Patienten auf die Therapie an, aber bei ca. 70 Prozent ist sie erfolgreich. Einer ihrer großen Vorteile ist die gute Verträglichkeit, da es sich um eine körpereigene Substanz handelt, die in das Gelenk gespritzt wird.

Leider handelt es sich bei dieser Orthokin®-Therapie um ein recht aufwändiges und kostspieliges Behandlungsverfahren, das nur in begründeten Einzelfällen von den gesetzlichen Krankenkassen übernommen wird. Es muss auch betont werden, dass gerade die Orthokin®-Therapie ein relativ schlecht untersuchtes Verfahren ist. Alle Aussagen zur Wirksamkeit beruhen allein auf Herstellerangaben und sind noch nicht in großen wissenschaftlichen Studien belegt. Es handelt sich bei dieser Substanz auch nicht um ein arzneimittelrechtlich zugelassenes Präparat, so dass Wirksamkeit und Unbedenklichkeit nicht überprüft werden mussten.

Sie sollten mit Ihrem Arzt die Orthokin®-Therapie ausführlich besprechen und gemeinsam mit ihm deren Vor- und Nachteile abwägen.

Phytopharmaka

Pflanzliche Arzneimittel (Phytopharmaka) sind beliebt, da sie meist weniger Nebenwirkungen aufweisen als synthetisch hergestellte Präparate. Aber Vorsicht: Pflanzlich heißt nicht neben- und wechselwirkungsfrei! Nehmen Sie deshalb auch pflanzliche Präparate nicht einfach auf eigene Faust ein, sondern sprechen Sie mit Ihrem Arzt ausführlich darüber.

Phytopharmaka können vor allem bei leichten Arthroseformen bei vielen Patienten ein guter Baustein in der Therapie sein. Bei schwereren Formen reichen sie dagegen selten als alleiniges Heilmittel aus. Hier können sie aber therapiebegleitend und in Kombination mit herkömmlichen Arzneimitteln zusätzlich Beschwerden lindern; vor allem lässt sich sehr oft eine Einsparung von synthetischen Medikamenten erreichen.

Die meisten pflanzlichen Medikamente entfalten ihre Wirkung erst nach einiger Zeit. Für die Akuttherapie eignen sie sich daher in der Regel nicht.

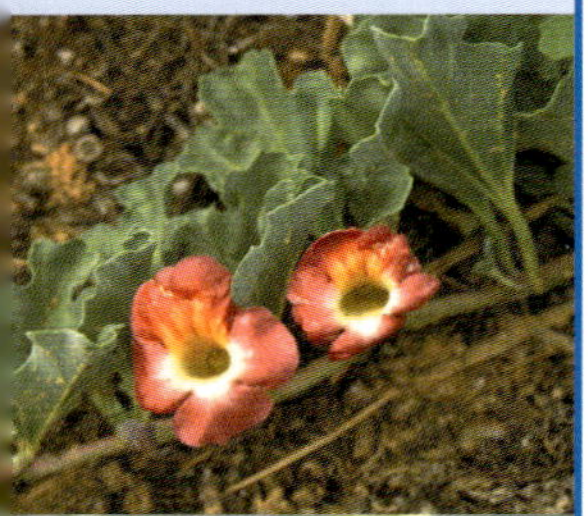

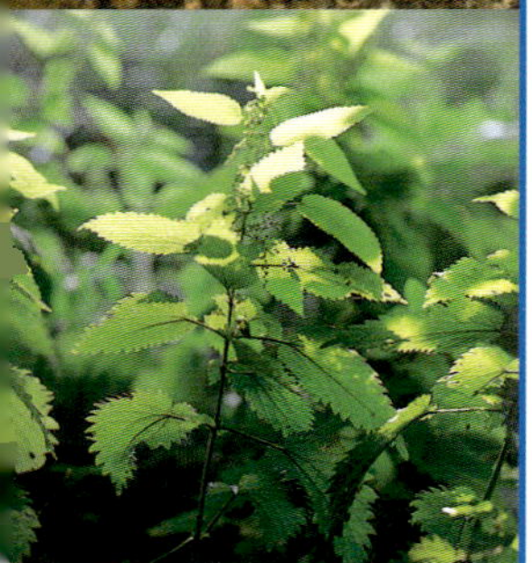

Im Bild oben die Teufelskralle, unten die Brennnessel.

Teufelskrallenwurzelextrakt

Die Teufelskralle ist eine Pflanze, die im südlichen Afrika in den trockenen Savannen der Kalahari wächst. Den gefährlich klingenden Namen hat sie aufgrund ihrer Form – die Früchte sind wie Krallen gebogen und haben Widerhaken, die sich in Klauen und Fell von Wildtieren festsetzen.

Der Extrakt aus der Wurzel der Teufelskralle (beispielsweise Jucurba, forte, Rheuma-Sern®, Sogoon®, Rivoltan®, Allya®, Teltonal®) hat schmerz- und entzündungshemmende Wirkung. Bei leichten Arthroseschmerzen kann eine alleinige Therapie damit ausreichend sein. Im späteren Stadium kann sie unterstützend eingesetzt und damit die Dosis synthetischer Medikamente reduziert werden. Es gibt eine Reihe klinischer Untersuchungen, die die Wirksamkeit von Teufelskrallenwurzelextrakt in Bezug auf Schmerzlinderung, Abnahme der Morgensteifigkeit und Muskelverspannungen, Funktionsverbesserung und Einsparung von synthetischen Medikamenten belegen. Interessanterweise hält dieser Effekt auch nach Ende der Therapie an. Der Extrakt ist außerordentlich gut verträglich und damit gerade für die bei Arthrose oft notwendige Langzeittherapie besonders geeignet.

Brennnesselextrakt

Extrakte aus der Brennnessel (z. B. Hox alpha®, Rheuma-Hek®) hemmen im Laborversuch entzündungsbildende Zytokine, die bei Arthrose im aktivierten Stadium verstärkt aus Gelenkschmiere gebildet werden. Es ist allerdings noch nicht endgültig nachgewiesen, ob dies auch beim Menschen gelingt und ob die üblichen Dosierungen ausreichen, um eine Entzündung wirksam zu verhindern. Bei Anwendungsbeobachtungen konnte bei rund der Hälfte der Arthrosepatienten nach drei Wochen eine Abnahme des Ruhe- und Belastungsschmerzes sowie eine Verbesserung der Beweglichkeit festgestellt werden. Außerdem ließ sich bei gut einem Drittel der Patienten die NSAR-Dosis um die Hälfte reduzieren.

Weidenrinde

Extrakte aus Weidenrinde (z. B. Assalix®, Rheumakaps) enthalten sehr viel Salicin. Dieses wird im Körper zu Salicylsäure umgewandelt, also der Substanz von Acetylsalicylsäure (z. B. Aspirin). Sie haben damit ebenfalls schmerzlindernde Wirkung. Weil Salicin aber erst im Darm in Salicylsäure umgewandelt wird, sind die Extrakte besser verträglich und schonen die Magenschleimhaut.

Viele nichtmedikamentöse Maßnahmen tragen erheblich dazu bei, Medikamente reduzieren zu können, seltener zum Arzt und später eine Operation durchführen zu müssen.

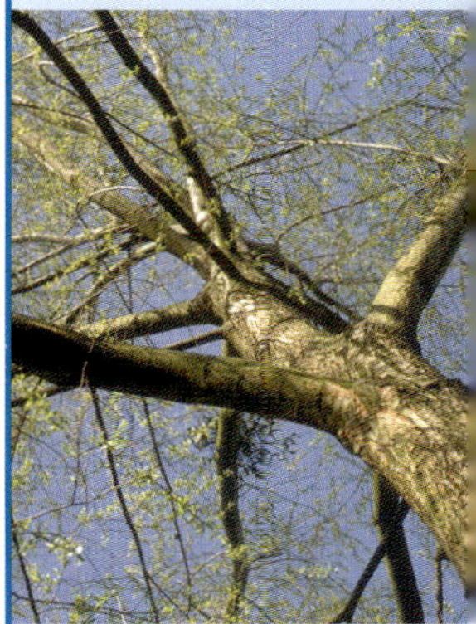

Die Weide (Salix species).

Nichtmedikamentöse Verfahren

Der große Vorteil nichtmedikamentöser Verfahren: Sie sind erwiesenermaßen sehr wirksam, nahezu immer nebenwirkungsfrei und haben oft über die reine Beschwerdeverbesserung hinausgehende Effekte; Sie als Arthrosepatient fühlen sich insgesamt besser, gesünder und vitaler.

Physiotherapie

Physiotherapie oder Krankengymnastik ist eine ärztlich angeordnete Bewegungstherapie, die von einem Krankengymnasten durchgeführt wird. Mit aktiven und passiven Übungen vermeidet man Funktionseinschränkungen des Bewegungsapparats bzw. wirkt diesen entgegen und bekämpft Symptome wie Schmerzen und Entzündungen. Sie ist einer der wichtigsten Bausteine in der Arthrosetherapie. Sie will die Gelenkbeweglichkeit erhalten und verbessern sowie Kraft, Koordination und Ausdauer fördern. Ziel ist die Wiederherstellung von Gelenkfunktion und -mobilität, die Verschlimme-

Bewegung ist essenziell für Ernährung und damit Erhalt Ihres Knorpels, starke Muskeln schützen ihn. Gesteigerte Kraft und Beweglichkeit tragen auch zur Reduzierung von Schmerzen bei.

rung der Arthrose soll verhindert oder zumindest verlangsamt werden. Zielgerichteter Muskelaufbau und Erhaltung bzw. Verbesserung der Gelenkbeweglichkeit tragen wesentlich zum Knorpelschutz bei. Der Krankengymnast ist neben Ihrem Arzt der Experte zur Erstellung eines entsprechenden Bewegungsprogramms, sowohl für zu Hause als auch unter professioneller Anleitung. Gerade im Frühstadium von Arthrose ist eine regelmäßige und konsequente physiotherapeutische Behandlung als alleinige Therapie oft ausreichend; auf Medikamente kann unter Umständen völlig verzichtet werden.

Das bewirkt Physiotherapie

- **Verbesserte Knorpelernährung**
- **Verbesserte Gelenkbeweglichkeit**
- **Verbesserte Muskelkraft und damit Gelenkstabilität**
- **Verbesserte Koordination mit Bewegungs- und Haltungsschulung und damit geringere Knorpelbelastung**
- **Druckentlastung**
- **Weniger Schmerzen durch entspanntere Muskeln**
- **Erlernen von gelenkschonenden und -schützenden Übungen für zu Hause**
- **Wiederaufbau der Gelenkfunktion nach operativen Eingriffen (so genannte postoperative Behandlung)**

Individuell und zielgerichtet

Zur spezifischen Therapieplanung wird der Krankengymnast zunächst eine Diagnose Ihres Muskel- und Gelenkstatus vornehmen. Dabei wird er feststellen, welche Muskeln bei Ihnen verkürzt und/oder abgeschwächt sind und welche Gelenke mobilisiert und/oder stabilisiert werden müssen.

Passive Bewegungsübungen

Abhängig von der Belastungsfähigkeit setzt der Krankengymnast gezielte aktive und passive Bewegungen ein. Bei geringem Leistungsvermögen beginnt der Therapeut mit passiven Übungen, in denen er die Bewegungen führt, so dass sie ohne »Eigenschwere« erfolgen. Dadurch setzt er physiologische (gelenkschonende und ökonomische) Bewegungsmuster, aktiviert die Muskulatur und verbessert die Beweglichkeit. Diese passiven Übungen sind auch in akuten Arthrosestadien mit Entzündungen geeignet, um das Gelenk bei Entlastung mobil zu halten.

Zu den passiven Maßnahmen zählt außerdem die manuelle Therapie; sie erfordert eine besondere Ausbildung des Krankengymnasten. Es gibt auch Ärzte, die über eine entsprechende Qualifikation verfügen (Zusatzbezeichnung »Chirotherapie«). Die manuelle Therapie wird bei starken Bewegungseinschränkungen des Gelenks eingesetzt. Mit speziellen Weichteiltechniken (Quer- und Längsdehnungen der Muskulatur) können verspannte oder verkürzte Muskelpartien entspannt werden; mit Mobilisationstechniken (z. B. Traktionsbehandlungen, bei denen die Gelenkpartner manuell auseinander gezogen werden) wird die Gelenkbeweglichkeit verbessert, das Gelenk entlastet und der Knorpelstoffwechsel angeregt. Gelenkblockierungen gehören in ärztliche Hand, wo sie über spezielle chiropraktische Griffe »entblockiert« werden.

Der Krankengymnast ist neben Ihrem Arzt ein weiterer wichtiger Partner in Ihrem Arthroseteam. Außerdem stellt er einen individuellen Behandlungsplan zusammen, der sich nach Ihrem aktuellen Krankheits- und Beschwerdestadium richtet, Ihr individuelles Leistungsvermögen und Ihre Therapieziele berücksichtigt.

Aktive Bewegungsübungen

Ziel ist es aber immer, passive Maßnahmen möglichst bald durch aktive, also durch Sie selbst ausgeführte Übungen zu ersetzen. Dabei werden Kräftigungs- und Dehnübungen für bestimmte Muskeln gegen die Schwerkraft oder den Widerstand durch den Therapeuten durchgeführt.

Isokinetisches Training Zur Kräftigung der Muskulatur können auch verschiedene Geräte eingesetzt werden. Einen besonderen Stellenwert hat hier das isokinetische Training, mit dem ein optimaler Effekt erreicht werden kann. Das Besondere an diesen Trainingsgeräten: Nur die Geschwindigkeit der Bewegung ist vorgegeben, den Widerstand erzeugt der Patient selbst. Das bedeutet, dass er in jedem Moment der Bewegung seine individuelle Belastungsdosierung steuern kann. Haben Sie also in einem bestimmten Bereich Schmerzen, reduzieren Sie einfach Ihren Krafteinsatz, und damit reduziert sich auch der Widerstand, während Sie in schmerzfreien Bewegungsbereichen mit vollem Krafteinsatz trainieren können.

Bei klassischen Kraftgeräten kann der Widerstand nie höher sein, als Sie über die gesamte Bewegungsstrecke bewältigen können. Die Trainingsbelastung orientiert sich also immer am schwächsten Punkt in der Bewegung. In Bereichen, in denen Sie eigentlich mehr Leistung bringen könnten, sind Sie damit unterfordert.

Es gibt einige Therapiezentren, die über ein Bewegungsbad verfügen; meist bieten sich solche Möglichkeiten aber nur im Rahmen eines Kuraufenthalts.

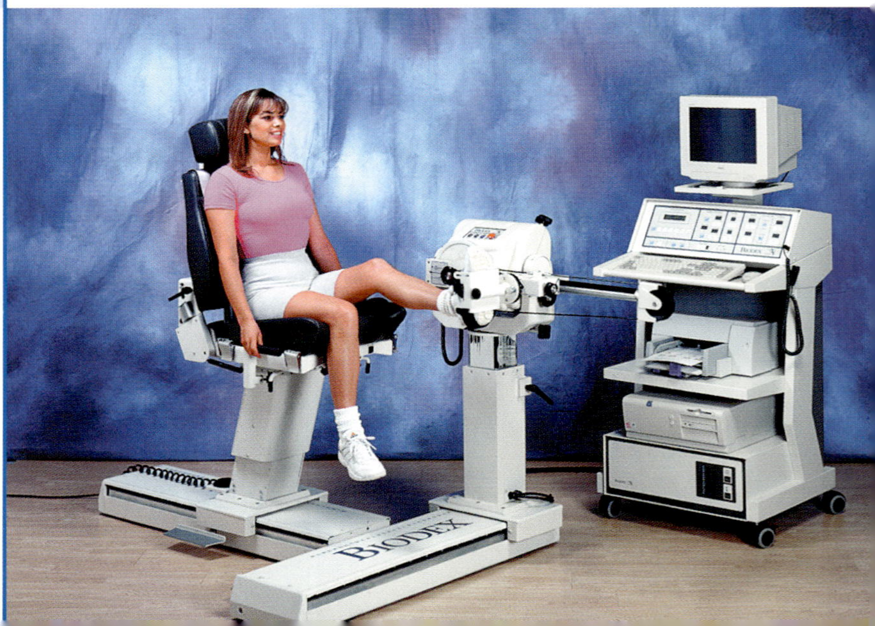

An einem isokinetischen Gerät (im Bild: Multigelenksystem Biodex System 3) können Sie in jeder Bewegungsphase mit Ihrem individuellen maximalen und schmerzfreien Krafteinsatz arbeiten, da Sie den Widerstand selbst steuern. So ist der Trainingseffekt höher, das Verletzungs- und Überlastungsrisiko gering.

Bewegungstraining im Wasser Gerade für Arthrosepatienten sind diese Übungen ausgesprochen angenehm, weil die Gelenke massiv entlastet werden. Durch die Auftriebskraft des Wassers wiegt der Körper nur noch zehn Prozent seines eigentlichen Gewichts, so dass Bewegungen, die unter der vollen Gewichtsbelastung schmerzhaft sind, so oft überhaupt erst möglich werden. Darüber hinaus kann der Reibungswiderstand durch das Wasser zu einer Muskelkräftigung genutzt werden.

Bewegungsschulung Neben gelenk- und muskelspezifischen Übungsinhalten geht es in der krankengymnastischen Behandlung auch darum, Alltagsfunktionen (Sitzen, Stehen, Gehen etc.) wiederherzustellen und physiologische Bewegungsmuster zu erlernen. Gerade bei Patienten, die über einen längeren Zeitraum unter Schmerzen leiden, verändert sich der Bewegungsablauf. Schon- und Ausgleichshaltungen stören die Koordination, der Körper lernt falsche Bewegungsmuster, die die Gelenke belasten und unökonomisch sind. Ihr Krankengymnast wird solche falschen Muster identifizieren; mit einer Gang- und Haltungsschulung werden gelenkschonende (physiologische) Alltagstätigkeiten trainiert. Das Erlernen neuer Bewegungsmuster ist ein langwieriger Prozess, der umso länger dauert, je länger Sie sich unphysiologisch bewegt haben. Der Krankengymnast wird mit Ihnen die notwendigen Muskelgruppen trainieren, Koordinationsübungen machen und Sie immer wieder in einer korrekten Bewegungsausführung anleiten.
Bestehen Einschränkungen in der Gelenkfunktion, müssen unbedingt verschiedene Kompensationstechniken erlernt werden, die normale Alltagstätigkeiten ermöglichen. So kann beispielsweise bei Einschränkungen der Hüftgelenksbeugung eine Bücktechnik antrainiert werden, bei der auf der betroffenen Seite das Bein nach hinten

Patienten mit Hüftgelenksarthrose zeigen ein unökonomisches und das Gelenk zusätzlich belastendes Hinken. Dabei sinkt das Becken auf der Spielbeinseite seitlich ab. Es entsteht durch Schwäche des Muskels, der auf der Standbeinseite für das Abspreizen des Beines und die Stabilisation des Beckens in der Belastungsphase des Gangs verantwortlich ist.

gestreckt, sich mit den Händen an einem Gegenstand abgestützt und die Hüftbeugung lediglich auf der beschwerdefreien Seite vollzogen wird.

Kooperation ist wichtig

Für den Arzt ist eine sehr enge Zusammenarbeit mit dem Krankengymnasten ausgesprochen wichtig. Denn der Krankengymnast sieht Sie regelmäßiger und ist genauer informiert über Funktion und Leistungsfähigkeit Ihrer Gelenke und Muskeln. Er kennt Sie in der Bewegungsausführung und weiß um Ihre Einschränkungen und Probleme. Ein intensiver Austausch hilft daher bei Therapieplanung und -bewertung.
Viele Ärzte arbeiten eng mit krankengymnastischen Praxen oder Rehabilitationseinrichtungen zusammen. Für den Patienten ist dies von großem Vorteil, da es einen engmaschigen Austausch und eine interdisziplinäre Abstimmung von verschiedenen Bausteinen der Arthrosetherapie unterstützt.

Welche Maßnahmen aus der großen Palette der physikalischen Therapie gewählt werden, hängt vom individuellen Krankheitsfall und -stadium ab – und natürlich von Ihnen. Da es für die verschiedenen Therapieziele eine Reihe möglicher Verfahren gibt, entscheiden Ihr persönliches Wohlbefinden und Ihre Vorlieben mit!

Physikalische Therapie

Bei der physikalischen Therapie kommen passive Maßnahmen wie Wärme- und Kälteanwendungen, elektrotherapeutische Verfahren, Massage und Bäder zum Einsatz. Ziel ist, Schmerzen zu lindern, die Entzündung zu hemmen, die Durchblutung zu fördern und die Muskulatur zu lockern. Auch sie wird meist von einem Krankengymnasten durchgeführt.

Kälte-/Wärmebehandlung

Kälte oder Wärme hilft vielen Arthrosepatienten bei Schmerzen. Was ist nun besser, Kälte oder Wärme? Probieren Sie es aus, denn jeder hat seine eigenen Vorlieben. Als Faustregel gilt aber: Niemals Wärme auf ein entzündetes Gelenk, das ohnehin schon warm, rot und geschwollen ist – hier ist eindeutig Kälte angebracht! Wärme hilft dagegen sehr gut bei Verspannungen der Muskulatur.

Kälteanwendungen Die einfachste Form können Sie auch zu Hause durchführen. Kalte Umschläge mit Eiswasser oder so genannten Cold Packs aus der Apotheke sollten Sie immer in Schmerz- und Entzündungsphasen anwenden. Die Behandlungsdauer darf 20 Minuten nicht überschreiten, die Umschläge bzw. Packungen müssen regelmäßig gewechselt werden. Eine zusätzlich entzündungshemmende Wirkung haben Alkoholumschläge mit 70-prozentigem Isopropylalkohol; auch diesen erhalten Sie in jeder Apotheke, genauso wie rezeptfreie kühlende Salben (z. B. Heparin). Wichtig ist, dass Sie die Behandlung nicht zu lange durchführen und die Kälte nicht direkt auf die Haut geben, da sonst die Gefahr von Unterkühlung besteht. Ihr Krankengymnast wird vor Beginn der Bewegungstherapie häufig Eis auf das betroffene Gelenk legen, um die Schmerzempfindlichkeit zu senken und somit effektiv mit Ihnen arbeiten zu können. Führen Sie selbstständig ein Bewegungsprogramm zu Hause durch, sollten Sie diesem Beispiel nur folgen, wenn Sie die Übungen wirklich beherrschen, da der Schmerz ein gutes Warnsignal für Fehl- oder Überlastung ist, das nicht unterdrückt werden sollte. Nach dem Training ist eine Eisanwendung für viele Patienten aber angenehm.

Wärmeanwendungen Die Temperaturerhöhung beschleunigt den Stoffwechsel und fördert die Durchblutung, verspannte Muskeln lockern sich, und die Schmerzen werden reduziert. Hierfür gibt es diverse Möglichkeiten, von Fango- und Moorpackungen über Hochfrequenztherapie bis hin zur Infrarotbestrahlung. Welche Anwendung eingesetzt wird, hängt weitgehend von Ihnen ab. Sie ent-

Kälte setzt die Erregbarkeit von Schmerzrezeptoren herab und reduziert die Leitgeschwindigkeit der Nervenfasern, die Schmerzreize zum Gehirn weiterleiten. Dadurch empfinden wir weniger Schmerzen. Durch die Temperatursenkung wird außerdem die Aktivität der Entzündungsprozesse kurzfristig gedrosselt.

scheiden, was Ihnen gut tut. Kommen Sie mit einer Anwendung nicht zurecht, sagen Sie dies Ihrem Physiotherapeuten, und er wird eine andere ausprobieren.
Gerade auch für die Bewegungstherapie eignen sich Übungen im warmen Wasser, da sich Arthrosepatienten hier oft sehr viel besser bewegen können. Außerdem gibt es eine Reihe frei erhältlicher Salben und Pflaster in der Apotheke, wie capsaicinhaltige Zubereitungen (z. B. Finalgon®).

Der analgetische Effekt der Diadynamik kommt durch den so genannten Verdeckungseffekt zustande: Eine Sinneserfahrung kann eine andere überdecken. Beispielsweise reibt man eine schmerzhafte Stelle; der Schmerz verschwindet dann schneller.

Elektrotherapie

Bei der Elektrotherapie werden verschiedenste Formen von elektrischen Strömen eingesetzt, die durch den Körper fließen und je nach Stromart verschiedene Reaktionen auslösen.

Transkutane elektrische Nervenstimulation (TENS) Bei der TENS-Therapie werden durch spezielle Reizströme Nerven und Rezeptoren in der Haut, Bindegewebe, Muskulatur, Sehnen und Gefäße erregt. Das blockiert effektiv Schmerzreize.

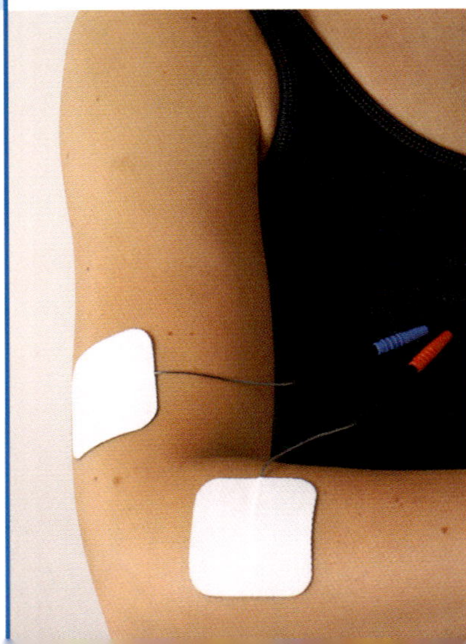

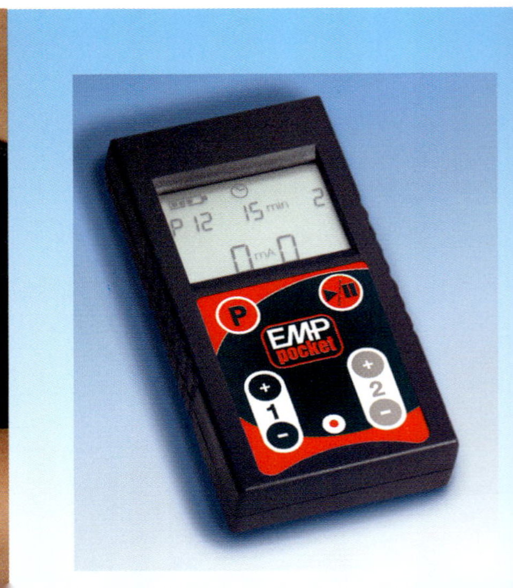

Die Bilder zeigen die angelegten Gummielektroden und das Steuerungsgerät für die TENS-Therapie.

Der therapeutische Wert liegt in der sehr guten Schmerzunterdrückung, aber auch in der Durchblutungsförderung und Muskelentspannung. Der besondere Vorteil dieses Verfahrens ist, dass es auch von Ihnen selbst zu Hause durchgeführt werden kann. Es gibt spezielle Heimgeräte, die Ihnen vom Arzt verschrieben werden können und die sehr einfach in der Anwendung sind.

Auch für die Schwellstromtherapie (siehe nächste Seite) gibt es leicht zu handhabende Geräte für das Eigentraining zu Hause.

Diadynamische Ströme Auch diadynamische Ströme sind Reizströme, aber mit einem Gleichstromanteil (»dia«, da zwei Ströme miteinander kombiniert werden); sie wirken schmerzstillend und durchblutungssteigernd. Die Diadynamik erregt Vibrations- und Druckrezeptoren (Sie spüren den Strom ganz leicht), die die Weiterleitung der Schmerzrezeptorenreize überlagern. Sie wird auch bei bestehenden Schwellungen eingesetzt, da sie den Abbau von Flüssigkeitsansammlungen fördert.

Gleichstromtherapie Bei dieser Therapie mit galvanischem Strom fließt ein konstanter niederfrequenter Strom in gleicher Richtung, Frequenz und Intensität. Dadurch wird das Ionenmilieu im Körper verändert. Insbesondere verbessern sich Durchblutung und Stoffwechsel, Muskelverspannungen können gelöst werden. Durch eine Herabsetzung der Erregbarkeit der schmerzvermittelnden Nerven kommt es auch zu einer Schmerzlinderung.
Da der Strom in eine Richtung fließt, gelangen außerdem entzündungshemmende oder schmerzlindernde Medikamente durch die Haut tiefer in das Gewebe und können effektiver wirken. Die Gleichstromtherapie wird vor allem bei Prellungen, Verstauchungen, Muskel- und Sehnenzerrungen, aber auch bei schmerzhaften Muskelverspannungen und Überlastungssyndromen an Sehnen und Nerven eingesetzt.

Bei der pulsierenden Signaltherapie erhalten die noch vorhandenen Knorpelzellen Signale in einem ganz bestimmten biologischen Muster – wie im gesunden Gelenk –, der natürliche Regenerationsprozess wird angeregt.

Hochfrequenztherapie Bei dieser Therapie werden elektrische (Kurzwelle) oder magnetische (Mikrowelle) Felder erzeugt, die zu einer Wärmebildung in der betroffenen Region führen. Diese geht tiefer als bei üblichen Wärmebehandlungen, so dass eine intensive Stoffwechselaktivierung, Durchblutungssteigerung, Muskelentspannung und Schmerzlinderung erreicht werden kann.

Schwellstromtherapie Liegt starker Muskelschwund vor, können nieder- und mittelfrequente Schwellströme zur Kräftigung eingesetzt werden. Durch elektrische Stimulation der motorischen Nerven zieht sich der Muskel zusammen und wird so wieder aufgebaut. Die Bezeichnung Schwellstrom ergibt sich daraus, dass der Strom nicht konstant fließt, sondern periodisch auf- und abschwillt. Dies imitiert die natürliche Muskelarbeit, die in der dynamischen Bewegung ebenfalls an- und entspannt. Diese Methode ist allerdings kein Ersatz für eine krankengymnastische Behandlung, da nur einzelne Muskeln trainiert werden können und das für eine Bewegung notwendige Zusammenspiel verschiedener Muskelgruppen fehlt. Als Ergänzung kann diese Methode jedoch besonders nach Operationen hilfreich sein, um einzelne Muskeln gezielt aufzubauen.

Pulsierende Signaltherapie Die pulsierende Signaltherapie (PST®) ist ein spezielles elektrotherapeutisches Verfahren, das die Selbstheilungskräfte des Körpers anregt und die Regeneration von Knorpelgewebe stimuliert. Sie gehört zur Gruppe der Magnetfeldtherapie, die eine direkte Wirkung auf den Knorpel haben soll. Grundlage für ihre Entwicklung war die Erkenntnis, dass im gesunden Gelenk durch mechanische Belastung (z. B. Bewegung) bestimmte elektrische Ströme entstehen. Diese sind dafür verantwortlich, dass das Knorpelgewebe immer wieder neu aufgebaut wird.

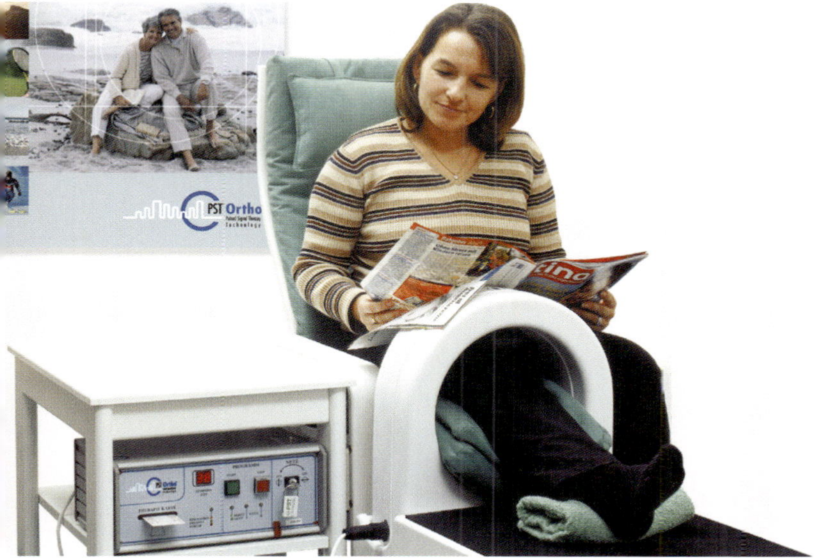

Eine Patientin während der Behandlung im Rahmen der pulsierenden Signaltherapie (PST®).

In einem arthrotisch veränderten Gelenk mit verschlissenem Knorpel ist dieser Prozess gestört. Mit der pulsierenden Signaltherapie (PST®) werden über ein spezielles Gerät elektromagnetische Felder erzeugt, die in Dauer, Frequenz und Ausschlag den in einem gesunden Gelenk erzeugten Strömen gleichen und somit die verloren gegangene Informationsübermittlung ersetzen sollen. Es gibt Studien, die Hinweise geben, dass durch die pulsierende Signaltherapie (PST®) tatsächlich die Produktion von gesunder Knorpelmatrix aktiviert und eine deutliche Besserung hinsichtlich Schmerz, Morgensteifigkeit und Funktionseinschränkung erreicht wird.

Die Behandlung dauert etwa eine Stunde und muss je nach Gelenk neun- bis zwölfmal möglichst an aufeinander folgenden Tagen wiederholt werden. Sie ist vollkommen schmerz- und nebenwirkungsfrei. Ihr Erfolg setzt verzögert ein – meist nach der ersten

In manchen Fällen kann es zunächst zu einer Verschlechterung der Symptomatik kommen.
Lassen Sie sich dadurch nicht beunruhigen; dies ist nur ein Zeichen, dass Ihr Organismus auf die pulsierende Signaltherapie (PST®) reagiert.

Behandlungsserie, da der Organismus einige Zeit braucht, um körpereigene Reparaturmechanismen in Gang zu setzen. Ab diesem Zeitpunkt erfahren aber ca. 70 bis 75 Prozent der Patienten eine deutliche Schmerzlinderung bis hin zu Schmerzfreiheit und verbesserter Gelenkbeweglichkeit. Der größte Effekt stellt sich meist sechs bis acht Wochen nach abgeschlossener Behandlungsserie ein.
Voraussetzung für den Erfolg dieser Therapie ist, dass noch gesunde Knorpelmasse vorhanden ist: Bei einem völligen Verschleiß existieren auch keine körpereigenen Substanzen mehr, die aktiviert und eine Regeneration von Knorpelgewebe initiieren könnten.

Warnen muss man bei der pulsierenden Signaltherapie vor ähnlich anmutenden Verfahren, die in der Regel keine nachgewiesene Wirkung haben. Man sollte deshalb auf das originale PST®- Zeichen an den Geräten achten.

Magnetfeldtherapie Eine Magnetfeldtherapie kann auch bequem zu Hause durchgeführt werden, allerdings nicht mit der gleichen Intensität wie in der Arztpraxis. Sie dient mehr der unterstützenden Therapie, hat aber eine Reihe weiterer positiver Effekte für Gesundheit und Wohlbefinden. Die Heimanwendung erfolgt auf matratzenartigen Magnetfeldmatten (z. B. Zentner A-Klasse) oder Kissen mit sehr viel schwächeren magnetischen Feldern als bei der pulsierenden Signaltherapie in der Arztpraxis. Sie sollte täglich zwei- bis dreimal für acht Minuten durchgeführt werden.

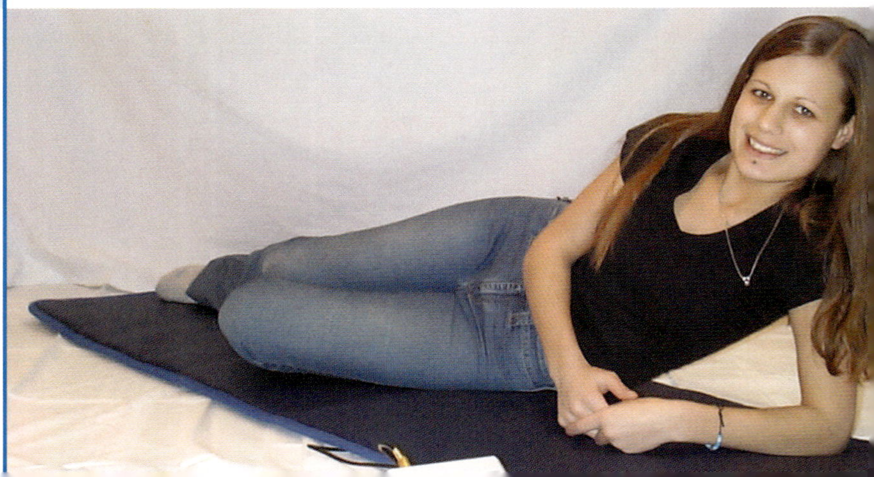

Eine Magnetfeldmatte mit Steuerungsgerät für die Anwendung zu Hause.

In einigen kleineren Studien konnten mit einem täglichen Einsatz über einen Zeitraum von vier bis sechs Wochen deutliche Verbesserungen in Gelenkbeweglichkeit und -funktion bei Arthrosepatienten festgestellt werden; auch der Schmerz reduzierte sich erheblich. Außerdem verbesserte sich der Allgemeinzustand der Patienten durch positiven Einfluss auf das Immunsystem, Harmonisierung des vegetativen Nervensystems, Verbesserung der Durchblutung und des Schlafs. Magnetfeldmatten in der Heimanwendung eignen sich daher nicht nur bei Arthrose, sondern tun jedem Menschen gut, der seine Vitalität erhöhen und die Regeneration fördern will.

Orthopädische Hilfsmittel

Orthopädische Hilfsmittel – Orthesen (Schienen, Korsetts etc.), Einlagen und so genannte Schuhzurichtungen oder Gehhilfen – können das betroffene Gelenk entlasten, schützen und stabilisieren sowie seine Stellung leicht korrigieren. Die Orthopädietechnik stellt heute eine Fülle von Hilfsmitteln zur Verfügung, die den Alltag mit Arthrose deutlich vereinfachen.

Schienen und Bandagen

Sie können schwache oder instabile Gelenke völlig ruhig stellen oder ihnen Unterstützung geben und dafür sorgen, dass sie in der korrekten Position bewegt werden. Dabei ist aber immer zu berücksichtigen, dass Bandagen insbesondere bei den großen Gelenken mehr eine subjektive Sicherheit vermitteln als eine tatsächliche Stabilisierung erreichen. Stabile Orthesen können insbesondere bei schmerzhafter Arthrose der Handgelenke oder des Daumengelenks eine deutliche Entlastung bringen, bei den großen Gelenken rücken sie aufgrund der verbesserten operativen Verfahren mehr und mehr in den Hintergrund.

Es ist sehr wichtig, dass Sie Ihr Gelenk regelmäßig über den gesamten Bewegungsumfang bewegen und die Muskulatur dehnen und kräftigen, um Ihr Gelenk mobil zu halten und Steifheit zu verhindern.

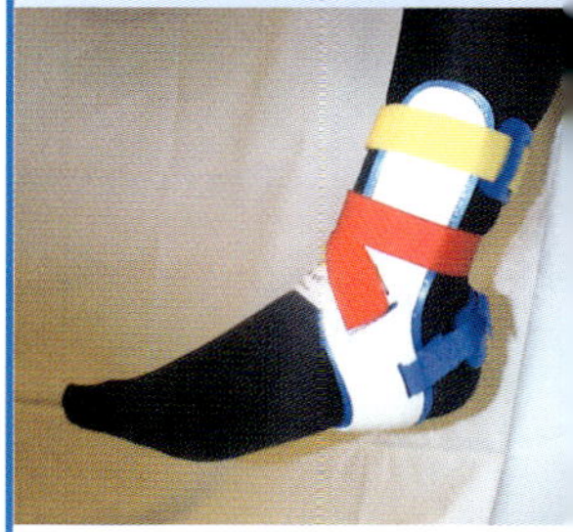

Eine Bandage zur Unterstützung des Fußgelenks.

Einige Bandagen können Sie in Apotheken oder Sanitätshäusern ohne Rezept kaufen. Orthesen müssen dagegen immer Ihrem individuellen Körperbau angepasst werden. Sie sollten sich unbedingt von Ihrem Arzt über das für Sie passende Hilfsmittel beraten und sich den Umgang damit erklären lassen. Der Tragekomfort und die Akzeptanz von Orthesen hängen in hohem Maß vom Material, aber auch von der korrekten Anpassung ab.

Da Gelenke steif werden können und die Muskulatur immer schwächer wird, wenn sie zu lange in einer bestimmten Position gehalten werden, sollten Bandagen und Schienen nur über eine gewisse Zeit getragen werden.

Gehhilfen

Bei Arthrose des Hüft- oder Kniegelenks kann der Einsatz eines Handstocks oder von Unterarmgehstützen sinnvoll sein. Bis zu 50 Prozent weniger Gewicht lasten auf dem erkrankten Gelenk, wenn der Patient auf der gesunden Seite einen Handstock benutzt. Viele scheuen leider den Einsatz einer Gehhilfe, da sie für sie ein sichtbares Behinderungszeichen bedeutet. Sie könnten dadurch aber Erleichterung und Schmerzreduzierung erfahren und ihr Gelenk schonen; außerdem sinkt das Sturzrisiko bei unsicherem Gang.

Schuhzurichtungen

Orthopädische Schuhzurichtungen können verschiedene Funktionen erfüllen. Sie betten den Fuß ideal, stützen ihn und erleichtern das Abrollen. Bei Arthrose der unteren Extremitäten sind feste Schuhe mit Pufferabsätzen oder stoßdämpfenden Einlagen empfehlenswert; sie schützen den Knorpel vor Stoßbelastung. Insbesondere bei Achsenfehlstellungen sind ausgleichende Schuhe mit Schuhaußen- oder -innenranderhöhungen angezeigt, um eine einseitige Belastung von Gelenk und Knorpel zu vermeiden. Das Anbringen einer so genannten Ballen- oder Mittelfußrolle kann den Abrollvorgang erleichtern, der bei Arthrose der Zehengrund- oder Fußgelenke oft schmerzhaft und eingeschränkt ist.

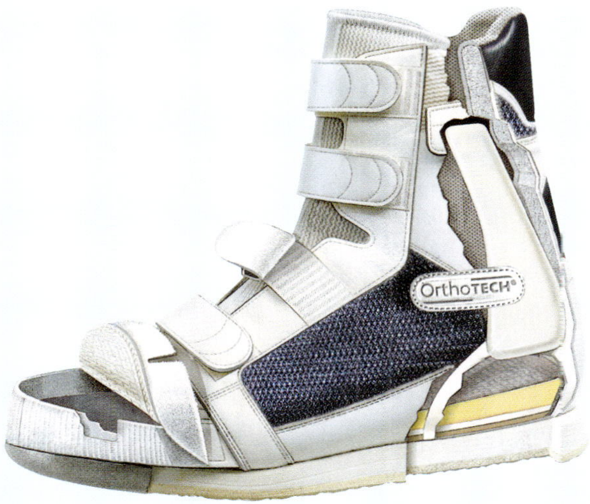

Die Abbildung zeigt das »Innenleben« einer Schuhspezialanfertigung.

Einlagen

Bei den ersten Beschwerden im Bereich Füße fragen Sie bitte Ihren Arzt, ob Sie Einlagen tragen sollten. Werden sie Ihnen verordnet, müssen Sie sich langsam daran gewöhnen: Tragen Sie sie zunächst nur stundenweise; erst nach ca. 14 Tagen sollten die Einlagen ganztags getragen werden. Bereiten Ihnen die Einlagen Schmerzen, sprechen Sie mit Ihrem Arzt oder Orthopädietechniker, damit sie umgearbeitet werden: Einlagen dürfen nicht drücken und helfen natürlich nur, wenn sie regelmäßig getragen werden.

Bei der Verordnung von orthopädischen Hilfsmitteln muss ein Gespräch zwischen Patient, Arzt und Orthopädietechniker stattfinden. Viele Hilfsmittel landen im Schrank des Patienten, weil er damit nicht zurechtkommt, sie nicht seinen ästhetischen Anforderungen entsprechen oder unbequem sind.

Ergänzende und alternative Therapien

In den vergangenen Jahren ist das Interesse an solchen Behandlungsmethoden stark angestiegen. Die Gründe hierfür sind vielschichtig und reichen von Unzufriedenheit mit der klassischen Schul-

»Revolution in der Arthrosebehandlung! In nur drei Monaten wieder fit – ganz ohne Nebenwirkungen!« Solchen und ähnlichen marktschreierischen Versprechen, z. B. im Internet, sollten Sie natürlich massiv misstrauen.

medizin bis zum generell gewachsenen Bewusstsein für »natürliche« Behandlungsmethoden. Bis vor kurzem wurden alle Therapieformen außerhalb der klassischen westlichen Medizin als alternative Medizin bezeichnet. Heute wird eher von komplementärer Medizin gesprochen, da die meisten Maßnahmen als Ergänzung zur klassischen Schulmedizin eingesetzt werden.
Ihr Ziel ist vor allem Beschwerdelinderung und Unterstützung (nicht Ablösung!) der traditionellen Medizin; Arthrose heilen wird auch sie nicht. Aber sie kann doch oft Linderung bringen und dazu beitragen, dass z. B. weniger synthetische Medikamente eingenommen werden müssen oder dass deren Wirkung verstärkt wird.

Immer in Absprache mit dem Arzt!

Wichtig ist in jedem Fall, dass Sie komplementäre Behandlungsmaßnahmen mit Ihrem behandelnden Arzt besprechen. Vielfach herrscht die Meinung, dass beispielsweise pflanzliche Präparate keine Neben- oder Wechselwirkungen hätten, da sie »natürlich« seien. Das stimmt nicht, denn »natürlich« heißt leider nicht automatisch »sicher« oder »risikolos«. Auch hier können unerwünschte Effekte auftreten und/oder Wechselwirkungen mit anderen Medikamenten entstehen.

Wunderkuren gibt es nicht!

Sehr viele komplementäre Therapien sind wirksam, aber bei weitem natürlich nicht alle. Im Gegensatz zur traditionellen Schulmedizin unterstehen sie keiner Kontrolle, so dass man bei der Auswahl der Verfahren sehr kritisch sein sollte und nicht immer auf die Aussagen der Anbieter vertrauen darf. Noch dazu müssen Sie für die Kosten solcher Maßnahmen in der Regel selbst aufkommen und sollten vermeiden, Geld für unwirksame Verfahren zu verschwenden.

Tipps zur Beurteilung alternativer Methoden

1 Seien Sie vorsichtig bei Therapien, die

- behaupten, auf der Basis eines geheimen Wirkprinzips zu funktionieren
- behaupten, dass sie eine Heilung oder einen besonders schnellen Durchbruch im Behandlungsverlauf erzielen
- über Anzeigen, Telefonanrufe oder Wurfsendungen beworben werden
- mit Betroffenen werben, die angeblich durch diese Therapie den bahnbrechenden Durchbruch erzielt haben, anstatt mit objektiven Beweisen

2 Informieren Sie sich über die Verfahren bei möglichst unabhängigen Stellen. Im Anhang auf Seite 175 finden Sie nützliche Adressen.

3 Sprechen Sie mit Ihrem Arzt über alle Therapieverfahren, die Sie anwenden, und fragen Sie nach seinen Erfahrungen.

4 Suchen Sie einen qualifizierten Spezialisten auf, wenn Sie alternative Therapiemaßnahmen anwenden wollen.

5 Bedenken Sie die Kosten. Einige Verfahren sind sehr teuer und werden oft nicht von Ihrer Versicherung übernommen. Informieren Sie sich genau, welche Verfahren bezahlt werden und bei welchen es sich eventuell lohnt, diese selbst zu finanzieren.

6 Suchen Sie objektive und realistische Urteile. Misstrauen Sie überzogenen Versprechungen.

Für Arthrose liegen einige Studien vor, die eine Wirksamkeit der praktisch nebenwirkungsfreien Akupunktur in Bezug auf Schmerzlinderung belegen. Sie ersetzt zwar keine medikamentöse Behandlung, kann diese aber effektiv unterstützen und eine Dosisreduzierung bewirken.

Akupunktur

Akupunktur ist eine der ältesten chinesischen Therapieformen und basiert auf einer jahrtausendealten Erfahrungsmedizin. Sie stimuliert mit sehr feinen Nadeln spezifische Punkte am Körper. Dadurch werden körpereigene schmerzhemmende Substanzen freigesetzt. Akupunktur ist in der Schmerztherapie, aber auch bei vielen anderen Krankheitsbildern ein anerkanntes und bewährtes Verfahren. Für den Behandlungserfolg ist entscheidend, dass Sie einen qualifizierten Arzt finden, der sehr viel Erfahrung mit dieser Therapieform hat. Es gibt Zertifizierungen, die einen Hinweis auf den Ausbildungsstand des Akupunkteurs geben.

Nahrungsergänzungsmittel

Gelatine

Einer der wichtigsten Nährstoffe für den Knorpel ist Kollagen. Kollagenbausteine sind Eiweiße und werden dem Knorpel über die Gelenkschmiere zugeführt.

Bindegewebe, Sehnen, Bänder und auch Knorpel bestehen aus Kollagen. Es besitzt die Fähigkeit, Wasser zu binden und somit dem Gewebe Elastizität und Straffheit zu geben. Kollagenfasern bilden das stabile Gerüst der Knorpelmatrix. Wie wir vor allem an der Haut sehen, nimmt die Produktion von kollagenem Eiweiß mit dem Alter ab. Die Folge sind aber nicht nur einige Falten mehr, sondern auch, dass der Knorpel an Elastizität und Festigkeit verliert und damit das Risiko für die Entstehung von Arthrose steigt.
Man kann kollagenes Eiweiß mit der Nahrung oder Nahrungsergänzungspräparaten substituieren (ersetzen). Gelatine ist dabei diejenige Nährstoffquelle, deren Bausteine in ihrer Zusammensetzung denen des menschlichen Kollagens gleichen. Daher geht man davon aus, dass der Verzehr von Gelatine den Knorpelstoffwechsel verbessern kann. Es wird empfohlen, eine Tagesdosis von zehn Gramm einzunehmen.

Gelatine & »Rinderwahn« Gelatine wird aus drei unterschiedlichen Rohstoffen hergestellt: Schweineschwarten, Rinderspalt (kollagenreiche Mittelschicht der Rinderhaut zwischen Leder- und Unterhaut) und Schweine- und Rinderknochen. Häufig werden gesundheitliche Bedenken geäußert, insbesondere nach Aufkommen des BSE-Problems. Diese Befürchtungen sind völlig unbegründet – dies bestätigen sämtliche Behörden und Studien. Denn Rohstoffe für Gelatine liefern nur Tiere, die vom Tierarzt untersucht wurden. Sie unterliegt einer extrem strengen Sicherheitskontrolle, wie sie kein anderes Lebensmittel vorweisen kann.

Da der Aufbauprozess des Knorpels einige Zeit benötigt, ist mit Erfolgen frühestens nach drei Monaten Gelatineeinnahme zu rechnen.

Prophylaxe & Linderung Eine Gelatinesubstitution kann sowohl vorbeugend als auch bei schon bestehender Arthrose zur Symptomminderung und zum Knorpelaufbau erfolgen. Insbesondere für Personen mit extremen Belastungen der Gelenke (z. B. Leistungssportler) soll regelmäßige Gelatineeinnahme das Risiko einer Knorpelschädigung mindern.
Bei Arthrosepatienten testieren mittlerweile zahlreiche Studien auch schmerzlindernde Wirkung, eine Reduzierung von notwendigen Medikamenten und verbesserte Gelenkbeweglichkeit. Voraussetzung ist allerdings, dass noch regenerationsfähiges Knorpelmaterial vorhanden ist. Bei schweren Formen der Arthrose wirkt eine Gelatineeinnahme also nicht.

Nur wirksam bei regelmäßiger Einnahme Gelatine ist in verschiedenen Formen erhältlich: als Pulver, das in Getränke oder Joghurt eingerührt werden kann, in Energieriegeln, trinkfertig, in Kapselform oder auch in Nahrungsmitteln wie z. B. Sülze oder Speiseeis. Die Wirksamkeit hat keinen anhaltenden Effekt, so dass nur bei täglicher Einnahme der gewünschte Erfolg eintreten bzw. gehalten werden kann.

Vitamine

Vitamine sind sicher nicht maßgeblich wirksam gegen Arthrose, können aber Unterstützung bieten. Wissenschaftler haben herausgefunden, dass einige Vitamine, allen voran die so genannten Antioxi-

Man darf von Vitaminen nicht zu viel erwarten; die wissenschaftliche Erforschung in Bezug auf Arthrose ist noch sehr schlecht und widersprüchlich. Wenn Sie aber das Gefühl haben, von einer Vitaminsubstitution zu profitieren, können Sie dies bedenkenlos tun.

danzien, bestimmte Symptome von Arthrose günstig beeinflussen können. Antioxidanzien bekämpfen aggressive freie Radikale, die möglicherweise eine Rolle bei der Krankheitsentstehung, insbesondere beim Entzündungsprozess, spielen.

Vitamin E hat möglicherweise knorpelschützende Wirksamkeit. Es ist ein Antioxidans, das bedeutet, es hat das Potenzial, Sauerstoffradikale abzufangen, die am Entzündungsprozess beteiligt sind. Somit kann Vitamin E zu einer Linderung der aktivierten Arthrose längerfristig beitragen und eventuell das Fortschreiten des Krankheitsprozesses verlangsamen. Einen wissenschaftlichen Nachweis dafür gibt es allerdings nicht. Es besteht Uneinigkeit darüber, ob man mit den empfohlenen Tagesdosen von 1,2 Gramm dieses Ziel erreichen kann bzw. ob sich eine ausreichende Konzentration überhaupt im Gewebe anlagert, da das Vitamin über die Nieren ausgeschieden wird. Es gibt aber immer wieder Betroffene, die von einer zusätzlichen Einnahme profitieren.
Vitamin E kann als Präparat und natürlich auch über die tägliche Nahrung aufgenommen werden; reichlich enthalten ist es beispielsweise in Nüssen, Pflanzenölen und Sonnenblumensamen.

Vitamin C und D wirken scheinbar dem Knorpelabbau entgegen. Für Vitamin C konnte dies aber bisher lediglich im Tierversuch gezeigt werden. In Bezug auf Vitamin D liegen wissenschaftliche Studien mit Arthrosepatienten vor, die zeigen, dass das Fortschreiten der Erkrankung bei Patienten mit einer geringen Vitamin-D-Aufnahme schneller verlief.
Vitamin C kommt in allen Obst- und Gemüsesorten vor (z. B. Schwarze Johannisbeeren oder Paprikaschoten), Vitamin D besonders in Fisch und Käse.

Operative Verfahren

Sind alle konservativen Behandlungsverfahren ausgereizt und haben sie nicht den gewünschten Effekt gebracht, kann eine Operation Abhilfe schaffen. In den letzten Jahren hat die Medizin große Fortschritte bei den operativen Möglichkeiten der Arthrosebehandlung gemacht. Dabei bedeutet Operation bei weitem nicht mehr nur künstlicher Gelenkersatz (Endoprothese). Auch wenn man noch nicht in der Lage ist, Knorpel selbst wieder adäquat wachsen zu lassen, haben neue Techniken dazu geführt, dass ein künstlicher Gelenkersatz bei vielen Patienten um Jahre hinausgeschoben werden kann – ein großer Erfolg, insbesondere deshalb, weil immer mehr junge Menschen von Arthrose betroffen sind und Implantate immer noch nur eine begrenzte Lebensdauer haben.
Trotzdem sollten Für und Wider einer Operation natürlich sehr sorgfältig gegeneinander abgewogen werden. Auch ihre Art muss sich nach den individuellen Bedingungen und Bedürfnissen des Arthrosepatienten richten.

Es ist günstig, wenn Sie einen Arzt haben, der die verschiedenen operativen Verfahren kennt und sie am besten selbst durchführen kann. Viele Orthopäden operieren auch, entweder in der eigenen Praxis oder in Krankenhäusern, in denen sie Belegbetten haben.

Das entscheidet über die Art der Operation

- Individuelles Krankheitsstadium des Patienten, also Arthroseart und -ausmaß
- Zu erwartendes Fortschreiten der Arthrose
- Leidensdruck des Patienten, Ausmaß seiner Beschwerden
- Funktionszustand benachbarter Gelenke
- Alter des Patienten
- Allgemeines Operationsrisiko
- Motivation des Patienten für eine aktive Mitarbeit in der Rehabilitation nach der Operation

Arthroskopie/Gelenktoilette

Neben den diagnostischen Möglichkeiten, die sich durch den direkten Blick in das Gelenk bieten, ist Arthroskopie (Gelenkspiegelung) dazu geeignet, das Gelenk zu reinigen und oberflächliche Knorpelschäden zu behandeln. Bei diesem so genannten minimalinvasiven Verfahren wird sehr wenig Gewebe verletzt: Es handelt sich um eine »Schlüsselloch«-Technik, bei der durch einen kleinen Schnitt ein nur etwa bleistiftdickes optisches Gerät in das Gelenk zur Untersuchung eingeführt wird. Über einen zweiten kleinen Schnitt werden unter Umständen ein Tasthaken oder andere schmale Geräte eingeführt, mit denen das Untersuchungsergebnis kontrolliert oder gezielt und wenig verletzend behandelt wird.

Eine Gelenkspülung nennt man in der Fachsprache Lavage. Schon mit dieser einfachen Ausspülung werden bei vielen Patienten wesentliche Erleichterungen erreicht, die nicht selten für Wochen oder sogar Jahre anhalten.

»Großputz« im Gelenk

Während des Eingriffs kann das intraartikuläre (im Gelenk liegende) Störfeld gereinigt werden, weshalb man diesen Vorgang anschaulich Gelenktoilette nennt. Das Gelenk wird dabei über das gleiche optische Gerät mit einer wässrigen Spülflüssigkeit aufgeblasen, so dass man mit dem Gerät quasi wie in einem U-Boot herumfahren kann. Dabei lassen sich Knorpelflächen, Menisken, Bänder und Sehnen hervorragend beurteilen. Anschließend wird das Gelenk sorgfältig ausgespült. Damit können herumtreibende Knorpelstückchen entfernt werden, die oft zu Schmerzen und Bewegungseinschränkungen führen und Ursache für Entzündungen sein können.

Knorpelglättung und -shaving

Außerdem lassen sich mit einem arthroskopischen Eingriff kleine Knorpelglättungen per Laser oder Knorpelshaving (shaving = rasieren) durchführen. Indem man die rauen Stellen poliert, wird verhindert, dass bei jeder Bewegung immer mehr Knorpelstückchen aus der Oberfläche herausgerissen werden und aus einem geringen Defekt großer Schaden entsteht. Auch Verklebungen und Verwachsungen, die die Gelenkbeweglichkeit einschränken, können beseitigt werden. Haben sich bereits Osteophyten, also kleine Knochenwülste, gebildet, werden auch diese entfernt.

Früher ging man bei solchen Maßnahmen relativ großzügig mit der Knorpelentfernung um. Heute wird versucht, möglichst viel Knorpel zu erhalten. Auch mit dieser Methode werden bei vielen Patienten gute Ergebnisse erzielt, die sie lange beschwerdefrei halten können.

Eine Arthroskopie wird in der Regel unter Vollnarkose durchgeführt. Da es sich um einen kleinen operativen Eingriff handelt, werden Sie nur sehr wenig Schmerzen haben und schnell wieder mobil sein. Oft wird er sogar ambulant durchgeführt, und Sie können direkt danach wieder nach Hause gehen.

Knorpel-Knochen-Transplantation

Bei begrenzten Knorpeldefekten besteht die Möglichkeit, in einem arthroskopischen Eingriff einen etwa centgroßen Knorpel-Knochen-Zylinder aus einer weniger belasteten Region, z. B. an der Hinterseite des Kniegelenks, zu entnehmen und an die schadhafte Stelle zu verpflanzen. Dies ist aber nur bei wirklich geringen Knorpelschädigungen möglich, wie sie etwa durch Sportverletzungen entstehen, bei denen durch einen Sturz ein kleines Knorpelstück aus der Oberfläche herausgeschlagen wurde. Es handelt sich daher nicht im eigentlichen Sinn um eine Arthrosebehandlung, sondern vielmehr um eine arthroseverhindernde Therapie, da nur der Knorpel, aber nicht der Knochen betroffen sein darf.

Bioprothesen (Microfracturing, Abrasion)

Liegt eine ausgedehnte Knorpelschädigung vor, also eine so genannte Knorpelglatze, gibt es die Möglichkeiten Microfracturing bzw. Abrasion. Mit diesen beiden Methoden lassen sich »Bioprothesen«

entwickeln, die so heißen, weil der Körper angeregt wird, selbst knorpelähnliches Material zu bilden, das schließlich den geschädigten Knorpel ersetzt.

Microfracturing bzw. Abrasion können nur bei Knorpeldefekten, nicht bei bereits bestehenden Knochenschädigungen durchgeführt werden, so dass es sich auch hier um keine Arthrosetherapie im eigentlichen Sinn handelt. Gerade jüngeren Patienten, die sportlich engagiert sind, können diese Methoden aber mehr Gelenkfitness und erhöhte Lebensqualität bringen.

Beim Microfracturing werden mit so genannten Chondropics (kleinen Spitzhaken) minimale Löcher kontrolliert bis in die blutführenden Schichten der Gelenkoberfläche geschlagen. Bei der Abrasion wird eine flächige Anfräsung eines größeren Areals vorgenommen, bis der unter dem Defekt liegende gesunde Knochen anfängt zu bluten. Ziel beider Methoden ist also, das Gewebe bluten zu lassen, bis Blutpfropfen entstehen, die zunächst die Rauigkeiten an der Knorpeloberfläche ausfüllen und sich dann innerhalb von einigen Monaten in knorpeliges Narbengewebe umwandeln. Dieses entspricht zwar nicht dem ursprünglichen Knorpelgewebe, kann aber dessen Aufgaben zumindest teilweise übernehmen.

Die mittelfristige Prognose für beide Verfahren ist heute recht gut – allerdings ist das entstehende Narbengewebe qualitativ schlechter als der ursprüngliche Knorpel, was Elastizität und Festigkeit betrifft. Was Ihnen vor allem bewusst sein sollte: Sie müssen speziell bei der Methode Abrasion relativ lange Rehabilitationszeiten in Kauf nehmen, in denen Sie das betroffene Gelenk nicht belasten dürfen. So sollten Sie mit einer mindestens dreimonatigen Inaktivität rechnen; in dieser Zeit dürfen Sie sich wirklich nur mit Gehhilfen bewegen. Auch das begleitende und anschließende Aufbautraining ist einigermaßen aufwändig.

Autologe Chondrozyten-Transplantation

Sie wissen bereits, dass einmal geschädigter Knorpel nur sehr bedingt wieder heilt. Trotzdem ist man in den letzten Jahren dem Traum vom »neuen« Knorpel zumindest ein Stück näher gekommen, indem man versucht, den Gelenkknorpel durch eine Art Anzüchtung außerhalb des menschlichen Körpers wieder wachsen zu lassen. Dieses so genannte Tissue-Engineering-Produkt (Gewebekultivierung) wird dann wieder zurückverpflanzt. Man kann dabei durchaus von einem echten Durchbruch in der Arthrosetherapie sprechen, auch wenn die Methode noch sehr neu ist und man einen Operateur finden muss, der hier Erfahrung hat.

Es ist bisher leider noch nicht gelungen, den Knorpel in seiner ursprünglichen Qualität im Gelenk selbst wieder nachwachsen zu lassen (daran arbeitet die Forschung allerdings intensiv, wie Sie auf Seite 156f. erfahren werden).

Ein neues Züchtungsverfahren

Bei der autologen Chondrozyten-Transplantation (ACT) werden dem Patienten in einem arthroskopischen Eingriff zunächst einige Knorpelzellen entnommen. Diese schickt man in ein spezielles Labor, wo sie in einer Nährlösung kultiviert werden. Je nach benötigter Größe des neuen Knorpels kann man dann in einem zweiten Eingriff nach etwa sechs bis acht Wochen das angezüchtete Knorpelgewebe in den schadhaften Bereich einsetzen.

Das Problem bei diesem Verfahren ist nicht etwa die Anzüchtung des neuen Knorpelgewebes, sondern dessen Verankerung im Gelenk. Weil es nur durch Synovialflüssigkeit ernährt wird, dauert der Einheilungsprozess des Knorpeltransplantats sehr lange. Ohne Fixierung ist ein solches Vorgehen zum Scheitern verurteilt, denn ein nicht angewachsener Knorpel würde bereits nach sehr kurzer Zeit durch die normale Gelenkbewegung wieder aus seiner Position herausgerissen. In dem zweiten Eingriff wird daher der defekte Knorpel entfernt und die neue Knorpelzelllösung unter einen Knochenhautlappen, der auf den Defekt aufgebracht wird, eingespritzt. Dieser Knochenhautlappen deckt den neuen Knorpel ab, so dass er während der zur Einheilung nötigen Zeit optimal geschützt und fixiert ist. Danach ist der transplantierte Knorpel dann nahezu so belastbar wie der Originalknorpel.

Die Grafik zeigt das Vorgehen bei der autologen Chondrozyten-Transplantation.

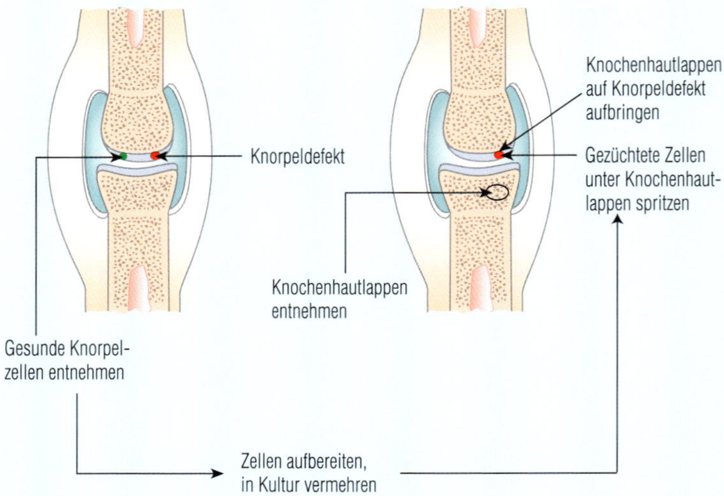

Die ACT kann bisher nur bei kleineren Knorpeldefekten und bei Patienten bis zum Alter von 45 Jahren durchgeführt werden, denn es müssen noch ausreichend gesundes Knorpelgewebe und Knochenmasse vorhanden sein.

Die Nachsorge ist sehr wichtig

Auch bei der autologen Chondrozyten-Transplantation müssen lange Rehabilitationszeiten in Kauf genommen werden. Nach der Operation erfolgt für sechs Wochen die Mobilisierung mit Unterarmstützen bei maximal fünf Kilogramm Teilbelastung.

Ebenso entscheidend sind ein speziell abgestimmtes Bewegungstraining und Muskelaufbau ohne Belastung. Wenn nicht zu früh belastet wird, ist mit einem endgültigen Ergebnis nach etwa einem halben Jahr zu rechnen. Ab dann können die meisten Patienten sogar wieder problemlos Sport treiben. Extremere Sportarten wie Skifahren, Tennis oder Fußball sollten aber erst nach weiteren drei Monaten ausgeübt werden.

Achsenkorrigierende Maßnahmen (Osteotomie)

Solche Maßnahmen sind ein großer operativer Eingriff und werden nur selten durchgeführt; am häufigsten noch bei angeborenen oder erworbenen Fehlstellungen an Knien und Hüfte.
Fehlstellungen der Gelenke wie X- oder O-Beine sind ein Risikofaktor für die Entstehung von Arthrose, da bestimmte Gelenkanteile einseitig und stark belastet werden. Bei O-Beinen kippt das Kniegelenk nach innen, der innere Gelenkanteil wird überlastet und der äußere entlastet, bei X- Beinen ist es genau umgekehrt. Man kann sich vorstellen, dass dies den Knorpel im Lauf der Zeit schädigt.
Bei manchen Patienten entsteht ein X- oder O-Bein auch als Folge von Arthrose: Nutzt sich der Knorpel in einem Gelenkanteil ab und wird immer dünner, kippt das Bein in die Fehlstellung – ein Teufelskreis, denn der Knorpel wird immer weiter überlastet und geschädigt. Zur Vorbeugung von Arthrose oder zur Durchbrechung dieses Teufelskreises kann in einigen Fällen eine operative achsenkorrigierende Maßnahme angebracht sein.

Bei einem achsenkorrigierenden Eingriff (Osteotomie) begradigt man im Fall von X- oder O-Beinen das betroffene Bein, damit das Gelenk wieder gleichmäßig belastet wird. Eine Achsenkorrektur wird also vor allem mit dem Ziel Gelenkerhalt durchgeführt.

In die richtige Stellung bringen

Während der Operation wird ein Knochen durchtrennt und ein Keil herausgenommen, so dass Bein oder Hüfte wieder in einer physiologischen Stellung steht. Die neue Position wird mit Schrauben, Platten oder Nägeln fixiert. Nach ein bis zwei Jahren können in einem zweiten Eingriff die Metallteile wieder entfernt werden.
Auch wenn die Ergebnisse dieses Verfahrens in 80 Prozent der Fälle sehr gut sind, wird eine solche Umstellungsosteotomie nur in Ausnahmefällen durchgeführt, da es sich um einen großen Eingriff handelt, der eine relativ lange Heilungszeit erfordert.

Entscheiden Sie sich für einen solchen Eingriff, müssen Sie eine lange Nachbehandlungszeit von mindestens zwölf Wochen in Kauf nehmen, in der das Gelenk nicht belastet werden darf. In der Regel werden Sie schon vor Ablauf dieser zwölf Wochen deutliche Verbesserungen Ihrer Beschwerden bei Belastung spüren; es gibt aber auch Patienten, bei denen sich das erst später (bis zu einem Jahr) zeigt.
Der Vorteil dieser Methode: In vielen Fällen wird ein künstliches Gelenk um Jahre hinausgezögert oder sogar ganz umgangen. Sie können nach dem Ausheilungsprozess Ihr Gelenk wieder beschwerdefrei belasten, wobei Extreme in Beruf oder Sport allerdings vermieden werden sollten.

Ihr Arzt wird Ihnen zur Osteotomie nur dann raten, wenn Sie großen Wert darauf legen, Ihr eigenes Gelenk zu erhalten und ein künstliches zu vermeiden. Aufgrund der immer besser werdenden Endoprothesen (künstlicher Gelenkersatz) ist der Anteil der achsenkorrigierenden Eingriffe ganz massiv zurückgegangen.

Künstlicher Gelenkersatz (Endoprothese)

Die absolut letzte Maßnahme in der Arthrosetherapie ist die endoprothetische Versorgung, also der Einsatz eines künstlichen Gelenks. Trotz mittlerweile erheblich verbesserter Implantate und Operationsmethoden sollte damit sehr zurückhaltend verfahren werden. Versagen aber alle anderen konservativen und operativen Behandlungsmaßnahmen und fühlt sich der Patient im Alltag stark eingeschränkt, führt kein Weg an einer Endoprothese vorbei. Für diese Patienten bedeutet das künstliche Gelenk dann immer eine deutliche Steigerung der Lebensqualität.
Generell können alle Gelenke ersetzt werden; am häufigsten wird diese Operation jedoch an Hüfte und Knie durchgeführt. Hier ist sie mittlerweile zu einem Routineeingriff geworden. Auch Schulter- sowie Hand- und Fußgelenke lassen sich ersetzen – das wird aber wesentlich seltener durchgeführt, und Sie sollten sich unbedingt an einen Spezialisten wenden, der damit große Erfahrung hat.

Eine innere Prothese

Beim operativen Eingriff wird ein Teil des arthrotischen Gelenks entfernt und durch ein künstliches ersetzt. Es gibt unendlich viele verschiedene Prothesemodelle; sie bestehen aus Metall, Keramik oder Plastik. Die Wahl der individuellen Endoprothese richtet sich nach der Beschaffenheit der Knochen, dem Körpergewicht und der gewünschten körperlichen Aktivität des Patienten. Sie sollten sich bei der Auswahl auf das Urteil des Arztes Ihres Vertrauens verlassen. Es gibt auch verschiedene Operationsmethoden, die sich durch die Art der Verankerung des künstlichen Gelenks im Körper unterscheiden. Entweder werden die künstlichen Gelenkanteile mit Zement fixiert, oder es wird eine Prothese gewählt, die in den Knochen einwächst. Diese Art der Kunstgelenke haben eine raue Oberfläche, die dem körpereigenen Knochen erlaubt, um das neue Gelenk herumzuwachsen. Beim dritten Verfahren, der so genannten Hybrid-Methode, handelt es sich um eine Mischform der beiden ersten Methoden, mit einer zementierten Verankerung des einen Gelenkpartners und einer zementfreien des anderen.

Welche Operationsmethode eingesetzt wird, hängt von verschiedenen Faktoren ab und muss ebenfalls individuell entschieden werden. So spielen das Alter des Patienten und der Zustand des umgebenden Knochenmaterials eine Rolle.

Welches Verfahren ist richtig?

Zementlose Endoprothesen werden bevorzugt bei jüngeren Patienten implantiert, die noch mehr festes Knochenmaterial haben und bei denen dessen Regenerationsfähigkeit besser ist. Außerdem muss man bei ihnen eher mit Wechseloperationen rechnen, d. h., nach einigen Jahren ist die Prothese eventuell durch eine neue zu ersetzen. Nichtzementierte Prothesen lassen sich leichter austauschen, da der Zement nicht mühsam aus dem Knochen entfernt werden muss, was u. a. ein höheres Bruchrisiko mit sich bringt. Bei diesen Prothesen wird als bevorzugtes Material Titan eingesetzt, da es ähnliche biomechanische Eigenschaften hat wie natürlicher Knochen.

Ein künstliches Gelenk ist der letzte Schritt in der Arthrosetherapie, kann dem Betroffenen aber sehr viel Lebensqualität zurückgeben.

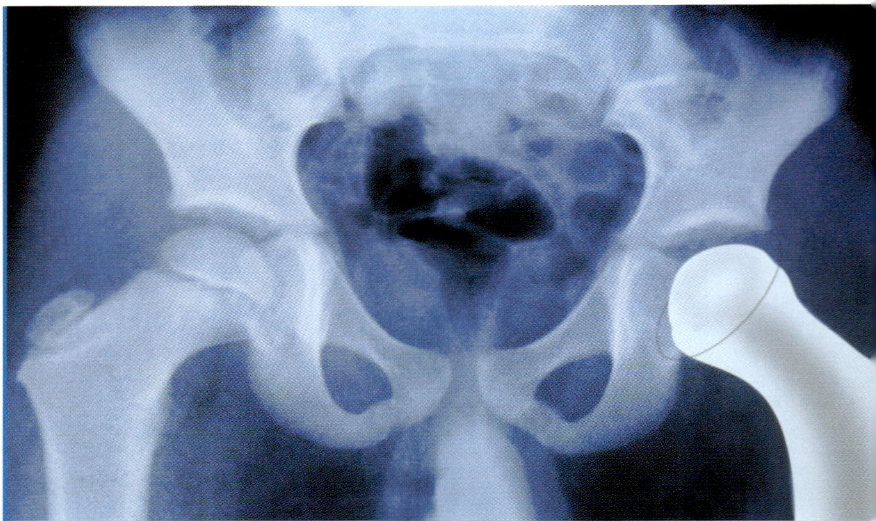

Auch bei Endoprothesen gilt: Nicht jeder Arthrosepatient ist gleich, und man muss sorgfältig die für ihn individuell beste Operationsmethode auswählen.

Der Nachteil der nichtzementierten Prothesen liegt in der längeren Einheilzeit, so dass Patienten deutlich mehr Geduld bei der Nachbehandlung aufbringen müssen. Zementierte Prothesen haben dagegen direkt nach der Operation ihre volle Festigkeit und damit Belastbarkeit – der Tragekomfort zu Beginn ist also höher, die Rehabilitationszeit kürzer. Dies ist vor allem für ältere Patienten ein wesentlicher Vorteil.

Metallpaarungen bevorzugt

Man weiß heute, dass für die Haltbarkeit der Endoprothese die Materialpaarung zwischen Pfanne und Hüftkopf ganz entscheidend wichtig ist: Je höher der Materialabrieb, desto frühzeitiger lockert sich das künstliche Gelenk. Aus diesem Grund werden mittlerweile Metallpaarungen bevorzugt, die sich als das abriebärmste Material erwiesen haben.

So wird operiert

Jeder Mensch ist anders gebaut, so dass eine individuelle Operationsplanung notwendig ist, in der Lage und Art der Fixierung und genaue Größe und Position des Gelenks festgelegt werden. Der Eingriff – er ist mittlerweile Routine – dauert in der Regel ein bis zwei Stunden und wird in Voll- oder Teilnarkose durchgeführt. In einem ersten Schritt wird ein Schnitt gesetzt, um das Gelenk freizulegen, das kaputte Gelenk wird entfernt. Im nächsten Schritt setzt man das neue Gelenk ein. Noch während der Operation wird das Gelenk auf seine volle Funktions- und Bewegungsfähigkeit überprüft. Zum Schluss wird die Wunde vernäht und verbunden.
Bereits am Tag der Operation oder am Tag danach kann man mit krankengymnastischen Bewegungsübungen beginnen und das erste Mal mit Gehstützen aufstehen. Insgesamt bleibt man für zwei bis drei Wochen im Krankenhaus, bis die Wunde verheilt ist.

Neueste Methoden

Eine Entwicklung der letzten Jahre waren computergestützte Roboter für den Einsatz des künstlichen Gelenks, von denen erwartet wurde, dass durch größere Genauigkeit eine bessere Passform und Haltbarkeit erreicht werden könne. Diese Roboter haben sich letztlich nicht bewährt. Denn viel wichtiger ist die richtige Materialpaarung als Grundvoraussetzung für geringes Abriebverhalten. Noch dazu muss die Genauigkeit des robotergestützten Einsatzes mit erheblichen Nachteilen erkauft werden: Die Operationszeiten sind wesentlich länger, und es muss mehr Muskulatur abgelöst werden, da der Roboter ein größeres Operationsfeld benötigt. Dies hat zur Folge, dass die Patienten öfter und stärker unter Muskelschwäche leiden, deutlicher hinken und häufiger Gelenkausrenkungen aufgrund fehlender muskulärer Stabilisierung erleiden.

Nach dem Einsatz eines künstlichen Gelenks hat man keine großen Schmerzen, außer vielleicht leichte Wundschmerzen. Je nach Bedarf bekommen Sie dann Medikamente oder Infusionen. Sie werden sehen, wie schnell Sie sich von dieser Operation erholen!

Sinnvoll ist dagegen eine computergestützte Navigation, die immer mehr im Kommen ist. Anders als das Roboterverfahren operiert das Navigationssystem nicht selbst, sondern sagt dem Operateur genau, wo er sich mit seinen Geräten momentan befindet, und gleicht die aktuellen Werte mit den im Vorfeld geplanten Daten ab – die Navigation ersetzt damit nicht den menschlichen Operateur, sondern unterstützt ihn. Dadurch ist ein sehr viel exakterer Gelenkeinsatz möglich, und der Patient wird weniger belastet.

Abgesehen von den anderen Nachteilen stehen die Kosten eines robotergestützten Gelenkeinsatzes in keinem Verhältnis zu seinem Nutzen.

Vor der Operation wird das Navigationssystem mit Daten des Patienten aus Röntgenaufnahmen oder Computertomographie »gefüttert« – das System unterstützt also schon die Planung. Während der Operation liefert es dreidimensionale Bilder in Echtzeit. Dafür werden Patient und Instrumente mit Markern versehen, deren Position eine Infrarotkamera aufnimmt. Das System gleicht diese Daten mit den im Computer hinterlegten ab und informiert damit den Operateur über die aktuelle Situation. So kann er sich genau orientieren, wie Muskeln, Bänder und Gelenk zueinander stehen, und die Prothese sicher, exakt und funktionsgerecht positionieren. Treten Abweichungen von der Vorausplanung ein, meldet das System dies, und der Operateur kann aufgrund seiner Erfahrung entscheiden, ob er der »Fehlermeldung« folgt oder nicht. Das Navigationssystem ist also ein Helfer für den Operateur, der aber im Gegensatz zur robotergestützten Operation den Eingriff selbst in der Hand behält. Die Praxis hat gezeigt: Die Erfahrung des Operateurs ist der entscheidende Faktor, der nicht durch Maschinen ersetzt werden kann.

Haltbarkeit des Kunstgelenks

Künstliche Gelenke halten derzeit in der Regel 15 bis 20 Jahre, wobei die medizinische Forschung immer weiter neue und haltbarere Implantate entwickelt. Der Trend geht dabei zu immer kleineren Pro-

thesen, bei deren Einsatz nur wenig Knochensubstanz geopfert werden muss. Damit hält man sich für mögliche Folgeoperationen sehr viele Optionen offen.
Wird ein Gelenk locker, muss es eventuell entfernt und erneuert werden. Das Risiko für Komplikationen bei einer Zweitoperation ist allerdings wesentlich größer. Laut Angaben des National Institute of Health müssen etwa zehn Prozent der künstlichen Gelenke ersetzt werden. Gerade bei jüngeren Patienten sollte man daher den Einsatz einer Endoprothese möglichst lange hinausschieben. Die Haltbarkeit des Gelenks und die Gefahr einer frühzeitigen Lockerung hängen u. a. mit der Belastung auf das neue Gelenk zusammen, so dass auch hier bei jüngeren Patienten mit einem aktiveren Lebensstil das Risiko größer ist. Man sollte also mit seinem künstlichen Gelenk sorgsam umgehen und es nicht überlasten. Wichtig ist außerdem eine jährliche Nachkontrolle, bei der Funktion und Festigkeit der Verankerung überprüft werden.
In der Regel halten Endoprothesen heute in 90 Prozent der Fälle ein Leben lang und ermöglichen ihrem Träger ein mobiles, beschwerdefreies Leben.

Sie können nach einer endoprothetischen Versorgung Sport treiben, sollten aber extrem belastende Sportarten vermeiden und generell bei keiner Form der Bewegung übertreiben.

Vor- und Nachbereitung der Operation

Für alle operativen Eingriffe gilt: Es ist immer eine intensive Nach- und eventuell sogar Vorbereitung notwendig.
Eine gute Vorbereitung für die Versorgung mit einer Endoprothese ist muskuläres Aufbautraining. Denn jeder operative Eingriff ist mit einem Verlust an Muskelkraft verbunden, der umso ausgeprägter ist, je schwerer die Operation und je länger die damit verbundenen Schonzeiten sind. Je kräftiger Ihre Muskulatur daher vor der Operation ist, desto schneller erhalten Sie natürlich auch deren Funktionsfähigkeit wieder.

Rehabilitation

Die Nachbereitung ist in jedem Fall mindestens so wichtig wie die Operation selbst. Im Anschluss an eine Endoprothesenversorgung kann eine Nachbehandlung auch in einer stationären Rehabilitationsklinik durchgeführt werden, in der Sie vier Wochen lang intensiv an der Wiederherstellung Ihrer Körperfunktionen arbeiten. Ob Sie nach dem Gelenkersatz in eine Rehaklinik gehen oder die Rehabilitation ambulant zu Hause vornehmen, hängt von vielen Faktoren ab, z. B. einer möglichen familiären Unterstützung zu Hause, Ihrem Allgemeinzustand und Ihren persönlichen Vorlieben. Sie werden Ihre individuell beste Möglichkeit im Gespräch mit Ihrem Arzt finden.

Sollten Sie vor einer Operation stehen, die es erforderlich macht, danach Gehhilfen zu benutzen, kann es ausgesprochen hilfreich sein, das Gehen mit den Unterarmstützen schon vor dem Eingriff zu üben.

Werden Sie aktiv!

Die Nachbehandlung erfordert je nach durchgeführter Operation eine Gelenkentlastung mit Unterarmstützen, die Mobilisation des Gelenks, ein speziell abgestimmtes Bewegungstraining sowie

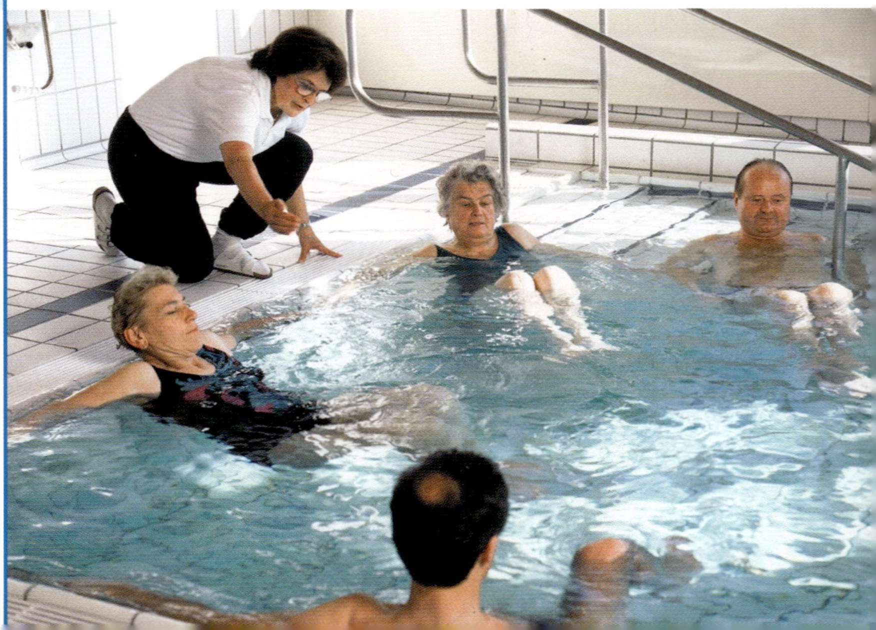

Regelmäßiges und individuell abgestimmtes Bewegungstraining ist in der Rehabilitation nach einer endoprothetischen Versorgung entscheidend.

Muskelaufbau. Sie müssen nach der Operation sehr konsequent die Kraft und Beweglichkeit Ihres Gelenks gemeinsam mit Ihrem Krankengymnasten und auch Ihre koordinativen Funktionen wieder aufbauen. Denn Ihr Operateur kann nur das »Gerüst« Ihres Körpers instand setzen; für die Wiederherstellung der Funktion müssen Sie gemeinsam mit Ihrem Krankengymnasten einige Monate lang intensiv arbeiten.

Allem Fortschritt zum Trotz: Das künstliche Gelenk ist und bleibt die letzte Alternative, wenn gelenkerhaltende Maßnahmen nicht greifen und die Schmerzen für den Patienten nicht mehr zu ertragen sind.

Die Lebensqualität steigern

Sie sehen also, wenn Sie aktiv in der Vor- und Nachbereitung mitwirken, ist auch ein künstliches Gelenk nicht so beängstigend, wie Sie es vielleicht empfinden. Bereits nach wenigen Monaten können Sie Ihr Leben wieder voll genießen – schmerzfrei und mobil!

Wichtige Fragen an Ihren Arzt

- **Welche Alternativen habe ich zur Operation?**
- **Wie erfolgreich wird die Operation sein, welche Therapieziele kann ich dadurch erreichen?**
- **Haben Sie Informationsmaterial zum Ablauf der Operation?**
- **Wie lange wird die Operation dauern?**
- **Welche Risiken sind mit der Operation verbunden?**
- **Welche Form der Narkose werde ich erhalten?**
- **Werde ich weitere Operationen durchführen lassen müssen?**
- **Warum befürworten Sie eine zementfreie oder eine zementierte Endoprothese?**
- **Wie viel Erfahrung haben Sie bereits mit diesem speziellen Operationsverfahren?**
- **Wie kann ich mich auf die Operation vorbereiten?**

Therapien bei dauerhaften Entzündungen

Im Folgenden noch ein paar Informationen zu zwei Verfahren, die nur sehr selten und insbesondere bei chronisch aktivierten Arthrosen eingesetzt werden.

Die Röntgenreizbestrahlung ist eine Methode, die eigentlich nur bei älteren Patienten zum Einsatz kommt, denen eine Operation nicht mehr zuzumuten ist. Bei dieser Behandlung wird das arthrotische Gelenk Röntgenstrahlen ausgesetzt, die eine bedeutend höhere Dosis haben als die bei einer Röntgenaufnahme.
Durch diese intensiven Strahlen werden Zellen zerstört, die eine Entzündung vermitteln. Die Schmerzen werden reduziert und der Gelenkstoffwechsel insgesamt normalisiert. Durch die Behandlung erfahren viele Patienten eine langfristige und deutliche Besserung ihrer Beschwerden.

Radiosynoviorthese (Radio... = Strahlenbehandlung, Synovialis = Gelenkinnenhaut, Orthese = Wiederherstellung der richtigen Verhältnisse) ist die Verödung der Gelenkinnenhaut durch eine radioaktive Substanz.

Bei der Radiosynoviorthese wird ein radioaktives Mittel, so genannte Radionuklide, in das Gelenk gespritzt. Die radioaktiven Teilchen bestrahlen die Gelenkinnenhaut, die oberste Schicht wird abgetragen und verschorft schließlich. Der Effekt ist eine Deaktivierung der Gelenkinnenhaut. Die Methode wird daher vor allem bei Patienten mit einer aktivierten, also entzündeten Arthrose eingesetzt – oder bei Patienten, die Arthrose aufgrund einer zugrunde liegenden rheumatoiden Arthritis entwickeln. Bei diesem Krankheitsbild kann es zu einer Entgleitung der Aktivität der Gelenkinnenhaut (Synovialis) kommen, die Gewebe produziert, das den Knorpel schädigt und zerstört. Durch die Verstrahlung der Synovialis wird dieser zerstörerische Prozess gestoppt. Die Methode ist einfach und schonend und wird vor allem bei nicht operablen oder nicht operationswilligen Patienten eingesetzt.

Bei jüngeren Patienten unter 40 Jahren sollte diese Behandlungsmethode nicht durchgeführt werden, da Veränderungen des Erbguts nicht auszuschließen sind. Trotzdem müssen Sie keine Angst vor den radioaktiven Strahlen haben. Diese sind so schwach, dass sie nur innerhalb weniger Millimeter wirken und keine anderen Bereiche des Körpers schädigen.

Je nach Größe des Gelenks werden bei der Radiosynoviorthese unterschiedliche radioaktive Substanzen verwendet, z. B. Yttrium für Knie oder Hüfte, Rhenium für das Ellenbogengelenk oder andere mittelgroße Gelenke und Erbium für kleine Gelenke wie Finger- oder Zehengelenke.

Checkliste Therapie

- **Legen Sie gemeinsam mit Ihrem Arzt realistische und für Sie persönlich wichtige Therapieziele fest.**
- **Besprechen Sie mit Ihrem Arzt alle Möglichkeiten der medikamentösen und nichtmedikamentösen Therapie, und lassen Sie sich einen individuellen Behandlungsplan erstellen.**
- **Verstehen Sie einzelne Maßnahmen nicht oder sind Sie sich unsicher über die Anwendung, fragen Sie Ihren Arzt, bis Sie alles wirklich verstanden haben.**
- **Halten Sie sich konsequent an Ihren Behandlungsplan.**
- **Beobachten Sie, welche Behandlungen wirken und welche nicht, und teilen Sie dies Ihrem Arzt mit.**
- **Treten Beschwerden oder Nebenwirkungen im Lauf der Therapie auf, teilen Sie diese Ihrem Arzt mit.**
- **Teilen Sie Ihrem Arzt jegliche Veränderungen Ihres Krankheitsbildes mit, damit er Ihre Therapie dem aktuellen Stand der Erkrankung genau anpassen kann.**
- **Stehen Sie Ihrer Therapie positiv und optimistisch gegenüber, seien Sie bereit zu aktiver Mitarbeit!**

Die individuelle Ausrichtung der Arthrosetherapie ist unbedingt notwendig, um einen optimalen Behandlungserfolg zu erzielen und dem Patienten ein Höchstmaß an Lebensqualität zu bieten.

Das Rümelinsche Anti-Arthrose-Konzept

Individuell & maßgeschneidert

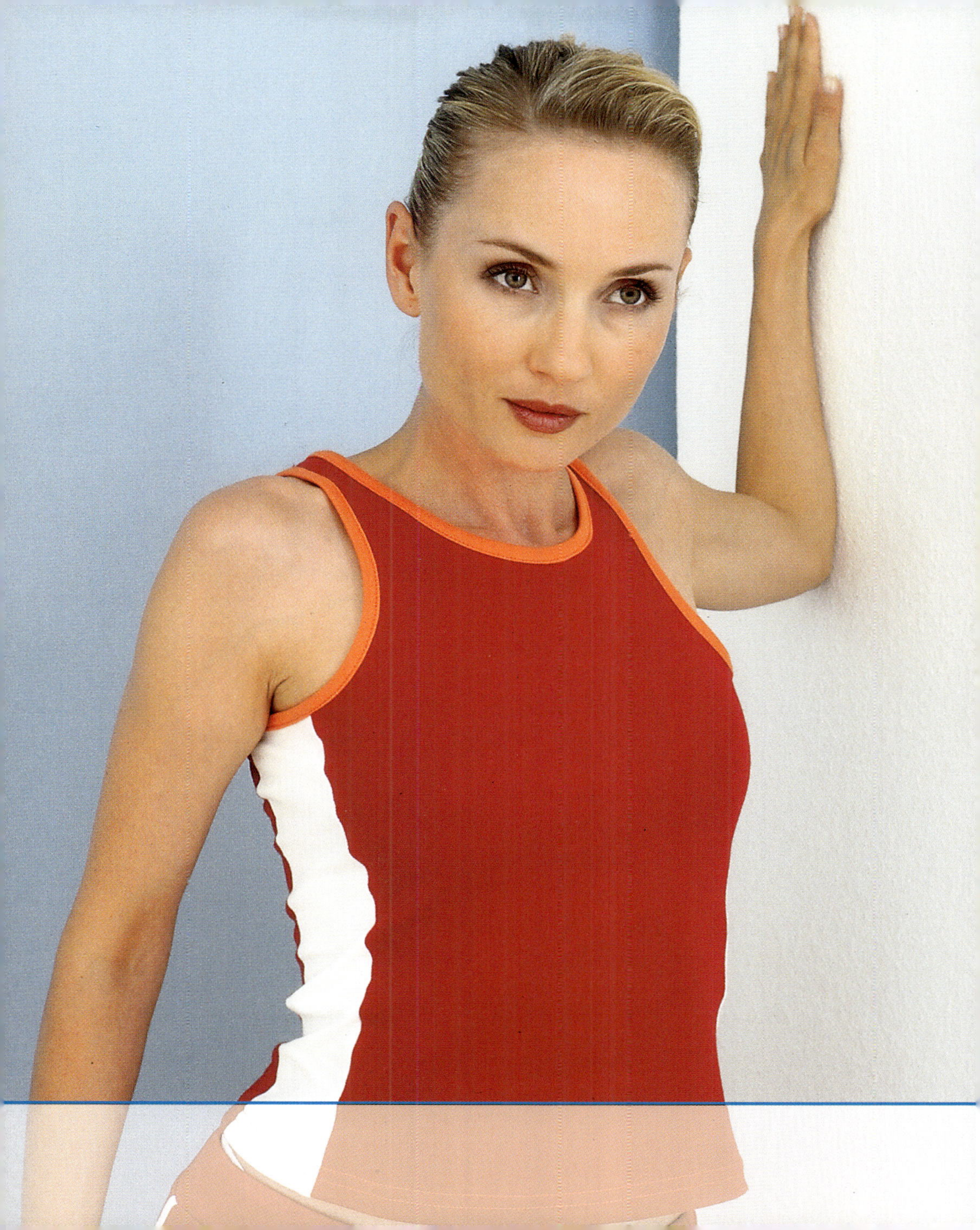

Jeder Arthrosepatient ist anders

Was ist die beste Arthrosetherapie? Diese Frage lässt sich pauschal nicht beantworten. Denn jeder Betroffene ist anders, hat eine andere Krankheitsgeschichte, andere Lebensumstände und andere Bedürfnisse. In meiner Praxis setze ich alles daran, für jeden Patienten eine maßgeschneiderte Therapiekombination zu entwickeln. Diese bleibt nicht immer gleich, sondern muss dem jeweiligen Arthrosestadium und Zustand des Patienten genau angepasst werden. Deshalb ist eine kontinuierliche, vertrauensvolle Zusammenarbeit zwischen Arzt und Patient so wichtig.

Dieses Kapitel möchte Ihnen den Basisleitfaden nach Dr. med. Alexander Rümelin vorstellen. Dieser ist als Groborientierung für ein stufenartig aufgebautes Behandlungskonzept bei Arthrose zu verstehen.

Im Frühstadium

Die frühe Arthrosephase ist ein Vorstadium des eigentlichen Krankheitsbildes (siehe Seite 14ff.), denn noch liegt kein ausgeprägter Knorpelschaden vor, der Knochen ist noch nicht angegriffen. In diesem Stadium hat der Knorpel an Elastizität verloren und weist kleine Einrisse auf. Das Problem: Diese Minimalschäden sind auf dem Röntgenbild noch nicht erkennbar, stellen aber den Beginn fortschreitender Veränderungen dar, weil sich die Belastungsverhältnisse des Gelenks und damit des Knorpels verschieben; bestimmte Punkte des Knorpels werden also überlastet. Meist merken Sie in diesem frühen Stadium nicht viel vom Beginn Ihrer Erkrankung. In der Regel verläuft Arthrose in diesem Stadium stumm (siehe Seite 37) – gut auf der einen Seite, schlecht auf der anderen, da Sie dann nichts gegen ihr Fortschreiten tun. Auch jetzt kann es aber bei manchen Patienten zu Schmerzen oder sogar Entzündungen kommen. Stellen sich also die geringsten Symptome (siehe Seite 21) ein, wie ein unübliches oder nicht nachvollziehbares Spannungsgefühl in der Muskulatur, Schmerzen nach Belastung, ein Knirschen oder »Nichtrundlaufen« des Gelenks, suchen Sie unbedingt Ihren Arzt auf, damit er einen Gelenkcheck (siehe Seite 18) durchführen kann, der ab einem Alter von 40 Jahren ohnehin zu empfehlen ist: Je früher Arthrose diagnostiziert wird, desto besser lässt sie sich aufhalten und kontrollieren.

Früherkennung ist wichtig

Arthrose aufzuhalten bedeutet intensive Arbeit an den Risikofaktoren Bewegungsarmut, Übergewicht, Fehl- und Überlastung. Die allgemeinen Maßnahmen und die Physiotherapie stehen in dieser Phase im Vordergrund der Therapie und erfordern Ihre aktive Mitarbeit. Treten bereits Schmerzen und Entzündungen auf, muss natürlich auch jetzt schon medikamentös behandelt werden.

Therapie bei stummer Arthrose

Allgemeine Maßnahmen	Physio-/physikalische Therapie	Medikamentöse Therapie	Operative Therapie
Regelmäßige Bewegung	Muskuläre Dysbalancen? Muskuläre Insuffizienz? Krankengymnastik zur Wiederherstellung der gestörten Muskelfunktion	Eventuell Glukosaminsulfat und Chondroitinsulfat	Keine
Gewichtskontrolle	▸ Bewegungsschulung ▸ Erlernen eines Heimprogramms ▸ Krafttraining	Eventuell Hyaluronsäureinjektionen	
Evtl. hoch dosiert Vitamine E, C und D	Eventuell pulsierende Signaltherapie (PST®)		
Eventuell Gelatine	Bei Muskelverspannungen Massagen, Wärmetherapie, Elektrotherapie		

Therapie bei schmerzhafter Arthrose ohne Entzündung

Allgemeine Maßnahmen	**Physio-/physikalische Therapie**	**Medikamentöse Therapie**	**Operative Therapie**
Bewegung ohne Belastung	Muskuläre Dysbalancen? Muskuläre Insuffizienz? Krankengymnastik zur Wiederherstellung der gestörten Muskelfunktion	Paracetamol; bei Nichtwirksamkeit: NSAR, vorzugsweise COX-2-Hemmer	Keine
Gewichtskontrolle	▸ Bewegungsschulung		
Eventuell Gelatine	▸ Erlernen eines Heimprogramms ▸ Schmerzfreies Krafttraining		
	Eventuell pulsierende Signaltherapie (PST®)		
	Bei Muskelverspannungen Massagen, Wärmetherapie, Elektrotherapie	Alternativ: Teufelskrallenwurzelextrakt, Akupunktur	

Therapie bei schmerzhafter Arthrose mit Entzündung

Allgemeine Maßnahmen	**Physio-/physikalische Therapie**	**Medikamentöse Therapie**	**Operative Therapie**
Entlastung	Eventuell pulsierende Signaltherapie (PST®)	NSAR; vorzugsweise COX-2-Hemmer	Keine
Gewichtskontrolle	Elektrotherapie	Alternativ: Teufelskrallenwurzelextrakt	
Fleisch-/eier-reduzierte Diät	Kältetherapie	Mindestens sechs Wochen lang Glucosaminsulfat und Chondroitinsulfat	
Eventuell hoch dosiert Vitamin E, C und D	Eventuell Röntgenreizbestrahlung	Eventuell Hyaluronsäureinjektionen	
Eventuell Gelatine		Eventuell Orthokin®-Therapie	

Im mittleren Stadium

In diesem Arthrosestadium sind die degenerativen Veränderungen an dem Gelenk auf dem Röntgenbild sichtbar. Dort lassen sich Deformierungen der Gelenkränder (so genannte Osteophyten) erkennen, der Gelenkspalt hat sich bereits verschmälert. Der Patient spürt dies auch durch eingeschränkte Beweglichkeit. Insgesamt nehmen die Symptome Schmerzen, Schwellungen, Muskelverspannungen und Bewegungseinschränkungen zumindest periodisch zu.

Osteophyten sind umschriebene, meist reaktive Knochenneubildungen in Form von Randzacken, flächenhaften Auflagerungen, Spangen oder Höckern als Folge von entzündlichen und arthrotischen Prozessen.

Aktiv gegen Arthrose

Auch in dieser Phase der Erkrankung ist oberstes Ziel der Therapie das Aufhalten des Krankheitsprozesses; Sie sollten also weiter aktiv alle Möglichkeiten der allgemeinen und physiotherapeutischen Maßnahmen wahrnehmen. In Beschwerdephasen müssen aber konsequent Ihre jeweils vorhandenen Symptome medikamentös bekämpft werden. In einigen Fällen können auch kleinere operative Eingriffe wesentlich zur Beschwerdefreiheit beitragen.

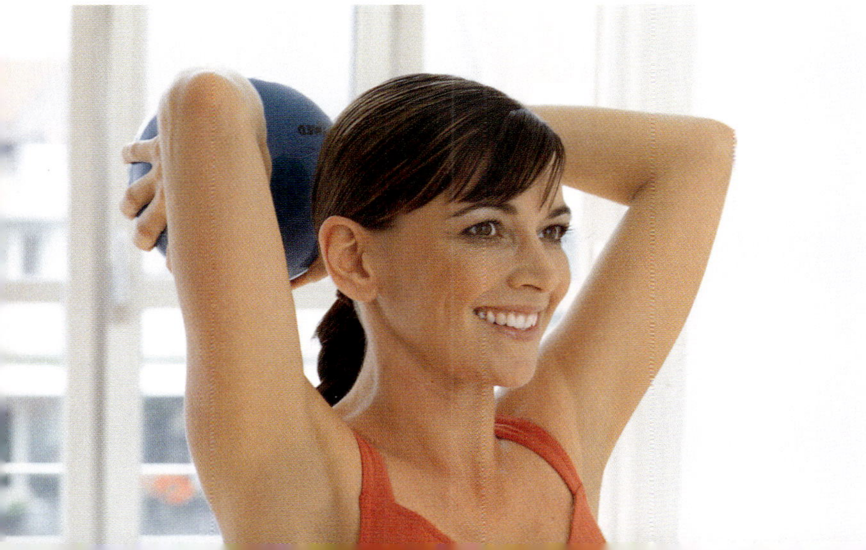

Das regelmäßige Training mit Ihrem Krankengymnasten hilft, Ihre Beschwerden massiv einzudämmen.

Therapie bei stummer Arthrose

Allgemeine Maßnahmen	Physio-/physikalische Therapie	Medikamentöse Therapie	Operative Therapie
Regelmäßige Bewegung	Muskuläre Dysbalancen? Muskuläre Insuffizienz? Krankengymnastik zur Wiederherstellung der gestörten Muskelfunktion	Mindestens sechs Wochen lang Glucosaminsulfat und Chondroitinsulfat	Eventuell Arthroskopie
Gewichtskontrolle	▸ Bewegungsschulung ▸ Erlernen eines Heimprogramms ▸ Krafttraining	Eventuell Hyaluronsäureinjektionen	
Eventuell hoch dosiert Vitamin E, C und D	Bei Muskelverspannungen Massagen, Wärmetherapie, Elektrotherapie	Eventuell Orthokin®-Therapie	
Eventuell Gelatine	Eventuell pulsierende Signaltherapie (PST®)		

Therapie bei schmerzhafter Arthrose ohne Entzündung

Allgemeine Maßnahmen	Physio-/physikalische Therapie	Medikamentöse Therapie	Operative Therapie
Bewegung ohne Belastung	Muskuläre Dysbalancen? Muskuläre Insuffizienz? Krankengymnastik zur Wiederherstellung der gestörten Muskelfunktion	Paracetamol	Eventuell Gelenktoilette
Gewichtskontrolle	▸ Bewegungsschulung ▸ Erlernen eines Heimprogramms ▸ Krafttraining	Bei Nichtwirksamkeit: NSAR, vorzugsweise COX-2-Hemmer	Eventuell Bioprothese

Allgemeine Maßnahmen	Physio-/physikalische Therapie	Medikamentöse Therapie	Operative Therapie
Eventuell hoch dosiert Vitamin E, C und D	Massagen, Wärmetherapie, Elektrotherapie	Bei Nichtwirksamkeit: Opioide	Eventuell autologe Chondrozyten-Transplantation
Eventuell Gelatine	Eventuell pulsierende Signaltherapie (PST®)	Alternativ: Teufelskrallenwurzelextrakt, Akupunktur	
		Mindestens sechs Wochen lang Glucosaminsulfat und Chondroitinsulfat	
		Eventuell Orthokin®-Therapie	
		Eventuell Hyaluronsäureinjektionen	

Therapie bei schmerzhafter Arthrose mit Entzündung

Allgemeine Maßnahmen	Physio-/physikalische Therapie	Medikamentöse Therapie	Operative Therapie
Entlastung	Elektrotherapie	NSAR, vorzugsweise COX-2-Hemmer	Eventuell Gelenktoilette
Gewichtskontrolle	Kältetherapie	Bei Nichtwirksamkeit hinsichtlich Schmerzbefreiung: Opioide	Eventuell Bioprothese
Fleisch-/eierreduzierte Diät	Eventuell pulsierende Signaltherapie (PST®)	Alternativ: Teufelskrallenwurzelextrakt	Eventuell autologe Chondrozyten-Transplantation
Eventuell hoch dosiert Vitamin E, C und D		Mindestens sechs Wochen lang Glucosaminsulfat und Chondroitinsulfat	
Eventuell Gelatine		Eventuell Orthokin®-Therapie	
		Eventuell Hyaluronsäureinjektionen	
		Eventuell Glukokortikoidinjektionen	

Im späten Stadium

Ist Arthrose weiter fortgeschritten, hat sich der Knorpel im Lauf der Zeit vollständig abgerieben, der darunter liegende Knochen liegt frei. Nun reibt Knochen auf Knochen schutzlos aufeinander. Ist der Gelenkspalt völlig verschwunden, wird das Gelenk steif – nun hilft meist nur eine Operation mit einem künstlichen Gelenkersatz, wenn Sie Ihr Gelenk wieder mobil machen möchten. Merke: Nicht für jeden Patienten ist eine Operation der richtige Weg, für viele aber der beste.

Möglichst lange beschwerdefrei

Ziel im Spätstadium ist, Sie in einem möglichst stabilen stummen Zustand der Arthrose zu halten oder diesen zu erreichen. Ihre Symptome und Ansprüche an die Lebensführung entscheiden über die Therapiemaßnahmen. Es ist aber wiederum wichtig, konsequent und aktiv alle Möglichkeiten auszunutzen. Auch in diesem Stadium werden Sie nur in den seltensten Fällen Dauerschmerzen haben; es gibt sogar Patienten, die selbst jetzt noch beschwerdefrei sind. Die meisten Patienten haben jedoch Phasen des Arthrosestillstands und -fortschreitens, in denen die therapeutischen Möglichkeiten über die schlimmsten Beschwerden hinweghelfen.

Therapie bei stummer Arthrose

Allgemeine Maßnahmen	Physio-/physikalische Therapie	Medikamentöse Therapie	Operative Therapie
Bewegung ohne Belastung	Muskuläre Dysbalancen? Muskuläre Insuffizienz? Krankengymnastik zur Wiederherstellung der gestörten Muskelfunktion	Eventuell Paracetamol	Eventuell Gelenktoilette

Allgemeine Maßnahmen	Physio-/physikalische Therapie	Medikamentöse Therapie	Operative Therapie
Gewichts-kontrolle	Chirotherapie/ manuelle Therapie		Eventuell Bioprothese
Eventuell orthopädische Hilfsmittel (z. B. Fritz-Stock, Gehwagen, Orthesen, Toiletten-sitzerhöhung)	▸ Bewegungsschulung ▸ Erlernen eines Heimprogramms ▸ Eventuell isokinetisches Krafttraining		
Eventuell hoch dosiert Vitamin E, C und D	Massagen, Wärmetherapie, Elektrotherapie		

Therapie bei schmerzhafter Arthrose ohne Entzündung

Allgemeine Maßnahmen	Physio-/physikalische Therapie	Medikamentöse Therapie	Operative Therapie
Bewegung ohne Belastung	Muskuläre Dysbalancen? Muskuläre Insuffizienz? Krankengymnastik zur Wieder-herstellung der gestörten Muskelfunktion	Paracetamol	Eventuell Gelenktoilette
Gewichts-kontrolle	Chirotherapie/ manuelle Therapie	Bei Nichtwirksamkeit: NSAR, vorzugsweise COX-2-Hemmer	Eventuell Gelenkersatz
Eventuell orthopädische Hilfsmittel	▸ Bewegungsschulung ▸ Erlernen eines Heim-programms ▸ Eventuell isokinetisches Krafttraining	Bei Nichtwirksamkeit: Opioide	
Eventuell hoch dosiert Vitamin E, C und D	Massagen, Wärmetherapie, Elektrotherapie		

Therapie bei schmerzhafter Arthrose mit Entzündung

Allgemeine Maßnahmen	Physio-/physikalische Therapie	Medikamentöse Therapie	Operative Therapie
Entlastung	Elektrotherapie	NSAR, vorzugsweise COX-2-Hemmer	Eventuell Gelenktoilette
Gewichtskontrolle	Kältetherapie	Bei Nichtwirksamkeit hinsichtlich Schmerzbefreiung: Opioide	Eventuell Gelenkersatz
Fleisch-/eier-reduzierte Diät			
Eventuell orthopädische Hilfsmittel			
Eventuell hoch dosiert Vitamin E, C und D			

Fallbeispiele

Der oben beschriebene Basisleitfaden kann nur eine Groborientierung sein. Wenn ein Patient zu mir in die Praxis kommt, ist er ein absoluter Einzelfall, der nach seinen individuellen Bedürfnissen, Beschwerden und Lebensvorstellungen behandelt werden muss. Das Gespräch mit ihm ist Grundvoraussetzung für meine therapeutische Arbeit. Darauf aufbauend folgt eine umfassende Diagnose mit Erhebung des Muskel- und Gelenkstatus, klinischer und bildgebender Diagnostik. Steht sie dann fest, bespreche ich mit meinen Patienten alle Möglichkeiten der Therapie, wir legen die gemeinsamen Ziele fest, verteilen die »Aufgaben« in der Therapieerfüllung und arbeiten gemeinsam daran, das für sie beste Ergebnis zu erreichen.

Im Folgenden einige Beispiele aus meiner Praxis, die zeigen, dass eine Therapie sehr unterschiedlich aussehen kann – je nachdem, welcher Patient zu mir kommt.

Fall 1 – die junge Sportlerin

Zu mir kam eine 28-jährige Patientin mit wiederkehrenden Schmerzen im rechten Knie. Das Knie war überwärmt, und es war ein leichter Erguss vorhanden. Im Gespräch erfuhr ich, dass die Patientin begeisterte Joggerin ist. Das Röntgenbild zeigte mir eine Retropatellararthrose, also eine Arthrose hinter (= retro) der Kniescheibe (= Patella). In der Muskelfunktionsdiagnostik konnte ich eine starke Verkürzung der seitlichen äußeren Oberschenkelmuskulatur (Abduktoren) sowie eine Abschwächung des inneren Kniegelenkstreckers (M. vastus medialis) feststellen. Diese muskuläre Dysbalance war sicher einer der wichtigen Gründe für die Entstehung der Beschwerden, da das Kniegelenk dadurch in eine unphysiologische Stellung gezogen wurde, was sich gerade bei einer Dauerbelastung wie häufigem Joggen negativ auswirkt.

Um die akuten Beschwerden zu beseitigen, verordnete ich eine vorübergehende Belastungsreduzierung. Zur Eindämmung der Entzündungsreaktion wurde eine Kälte- und Elektrotherapie durchgeführt, und ich verschrieb zusätzlich kurzfristig NSAR. Zur Vorbeugung des Arthrosefortschreitens und auch gegen die akuten Symptome verordnete ich der Patientin eine pulsierende Signaltherapie und empfahl ihr, hoch dosiert Vitamin E, C und D sowie langfristig ein Gelatinepräparat einzunehmen. Nach Abklingen der akuten Reizsymptomatik ging es darum, die Ursache für die Beschwerden, das muskuluäre Ungleichgewicht, zu beseitigen.

Die Patientin begab sich in krankengymnastische Behandlung, in der gezielt mit Dehn- und Kräftigungsübungen die verkürzte bzw. abgeschwächte Muskulatur normalisiert wurde.

Heute ist die Frau beschwerdefrei, joggt sogar wieder und trainiert ihre Muskulatur ganz gezielt mit einem speziellen Kräftigungs- und Stretchingprogramm.

Als Faustregel, insbesondere auch bei Arthrose im Frühstadium, gilt: viel bewegen, wenig belasten!

Das Kniegelenk besteht aus zwei verschiedenen Gelenken, nämlich dem Hauptgelenk zwischen Ober- und Unterschenkel und einem kleineren Gelenk zwischen Oberschenkel und Kniescheibe.

Fall 2 – der aktive 40-Jährige

Ein 40-jähriger Patient hatte seit Jahren wiederkehrende Beschwerden mit Ergussbildung im Bereich des rechten Kniegelenks. Das Röntgenbild zeigte eine innenseitige Arthrose des rechten Kniegelenks im mittleren Stadium. Der Patient litt massiv unter seinen Beschwerden und wollte alles dafür tun, um Besserung zu erreichen und seinen sehr aktiven Lebensstil aufrechtzuerhalten.

Wir beschlossen daher, eine Arthroskopie durchzuführen. Dabei zeigte sich ein umschriebener Knorpeldefekt an der inneren Oberschenkelrolle – beste Voraussetzungen also für eine erfolgreiche autologe Chondrozyten-Transplantation (ACT): Ich entnahm während der Arthroskopie Knorpelzellen, die ins Labor gebracht und dort angezüchtet wurden. In einem zweiten Eingriff setzte ich das körpereigene Knorpelgewebe in den Defekt ein. Der Patient erhielt anschließend pulsierende Signaltherapie. Außerdem nahm er Glucosaminsulfat und Chondroitinsulfat sowie hoch dosiert Vitamin E, C und D ein und begab sich in eine intensive Rehabilitation mit physikalischer und Physiotherapie, die er mit viel Einsatz und großer Ausdauer absolvierte.

Nach einem halben Jahr war der Mann beschwerdefrei und kann mittlerweile auch wieder Sport im vollen Umfang treiben. Ein gezieltes und regelmäßiges Kräftigungstraining führt er nach wie vor durch, um sein Kniegelenk durch ein kräftiges Muskelkorsett effektiv zu schützen.

Fall 3 – der Patient mit zwei Operationen

Ein 55-jähriger Patient hatte bereits zwei Innenmeniskusoperationen hinter sich. Jetzt, Monate nach den Eingriffen, litt er an zunehmenden Beschwerden im Bereich des innenseitigen Kniegelenks, die ihn stark in seiner Lebensqualität einschränkten. Das Bein war etwas

»krumm« geworden, und auch die Kniegelenkskonturen hatten sich verändert. Im Röntgenbild zeigte sich Arthrose im zweiten bis dritten Stadium mit einer innenseitigen Betonung.
Ich führte eine arthroskopische Kniegelenktoilette durch, bei der die Restmeniskusränder geglättet und kleine freie Knorpelstückchen im Gelenk entfernt wurden. Die Arthroskopie deckte aber auch einen großflächigen Knorpeldefekt an der inneren Oberschenkelrolle und am Schienbeinplateau auf. Beide Defekte wurden mit Microfracturing (siehe Seite 96) behandelt. Nach vierwöchiger Entlastung und elektrischer Kniebewegungsschiene konnte der Patient langsam die Belastung steigern. Er erhielt krankengymnastische Behandlung und pulsierende Signaltherapie. Nach insgesamt zehn Wochen konnte der Patient wieder beschwerdefrei gehen. Es erfolgte ein gezieltes medizinisches Muskelaufbautraining zur Verbesserung der aktiven Gelenkstabilisation.
Der Mann ist heute weitestgehend beschwerdefrei; es treten noch Probleme bei einem Wetterwechsel auf, und ab und zu hat er Anlaufschmerzen. Sportarten mit kontrollierten Bewegungen wie Fahrradfahren, Walking oder Skilanglauf kann er aber ohne Schwierigkeiten ausüben.

Fall 4 – trotz schwerer Arthrose keine Operation

Ein 82-jähriger Patient kam verzweifelt zu mir. Er war bei einem Arzt gewesen, der ihm unbedingt geraten hatte, sich ein künstliches Hüftgelenk einsetzen zu lassen. Der Mann ging am Stock, stark vornübergebeugt, hatte aber kaum Beschwerden. Er brachte mir die Untersuchungsbilder von seinem ersten Arztbesuch mit, die eine fortgeschrittene Arthrose des rechten Hüftgelenks zeigten. Der Mann hatte große Angst vor der Operation. Ich habe ihn beruhigt und ihm davon abgeraten, da er weitgehend beschwerdefrei ist.

Zur Knorpelzüchtung werden mit Hohlmeißel und Fasszange Knorpelspäne herausgelöst. Diese werden in ein Nährstoffröhrchen gegeben und an ein Labor geschickt, wo man sie in ca. drei Wochen auf etwa 15 Millionen Zellen vermehrt, anschließend in einer speziellen Nährstofflösung zum Implantationstermin gesandt.

Fall 5 – neue Hüfte, neue Lebensqualität

Anders stellte sich die Situation bei einer 74-jährigen Patientin mit ständigen bewegungsabhängigen Beschwerden im Bereich der linken Leiste dar: Die Frau konnte nur noch eine sehr begrenzte Strecke gehen, ihre Lebensqualität war erheblich eingeschränkt. Im Röntgenbild zeigte sich eine fortgeschrittene Arthrose des linken Hüftgelenks mit fast aufgehobenem Hüftgelenkspalt.
Zur schnellen Wiedererlangung von Lebensqualität und Mobilität setzte ich bei der Patientin ein zementiertes künstliches Hüftgelenk ein. Nach zweiwöchigem Krankenhausaufenthalt und vierwöchiger Anschlussheilbehandlung war sie eingeschränkt gehfähig. Nach weiteren vier Wochen war ein schmerzfreies, flottes Gehen möglich. Vier Monate später konnte die Frau seit langer Zeit wieder ohne jede Gehhilfe beschwerdefrei und zügig gehen.

Das Microfracturing hat sich bei Knorpeldefekten als sehr erfolgreiche Therapie erwiesen. Mit den von einem Medizinhersteller neu entwickelten Instrumenten lässt sie sich noch genauer und sicherer durchführen.

Ein neues Hüftgelenk – drei Prothesentypen

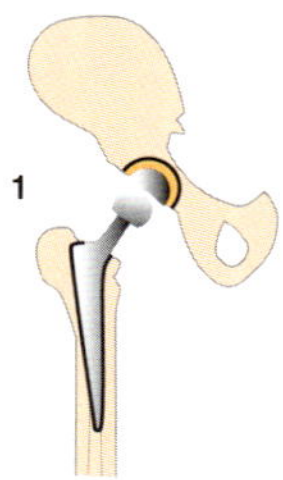

Zementierte Endoprothese: *Hüftschaft und -pfanne werden mit schnell härtendem Kunststoff (Knochenzement) in Becken und Oberschenkelknochen fixiert.*

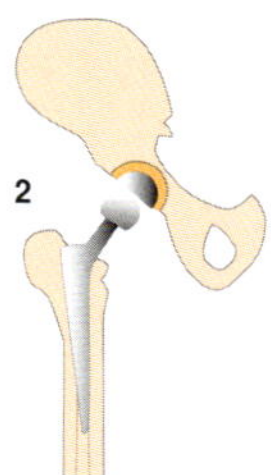

Zementfreie Endoprothese: *Der Hüftschaft wird in den Knochen eingepresst, die Hüftpfanne wird ebenfalls eingepresst oder auch eingeschraubt.*

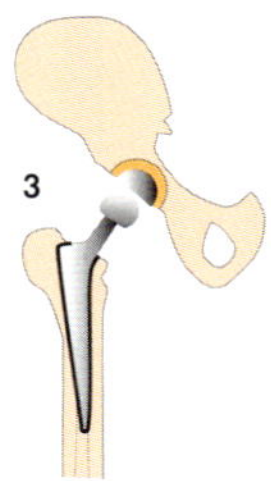

Hybrid-Endoprothese: *Hier sind die Vorzüge beider Verfahren vereint. Die Pfanne wird zementfrei verankert, der Schaft wird in den Oberschenkelknochen einzementiert.*

(Quelle: Sulzer Orthopedics Ltd., Baar/Schweiz)

Die wenigen Fallbeispiele demonstrieren es bereits: Jeder Patient ist anders, und jeder braucht eine individuelle und für ihn maßgeschneiderte Arthrosetherapie.

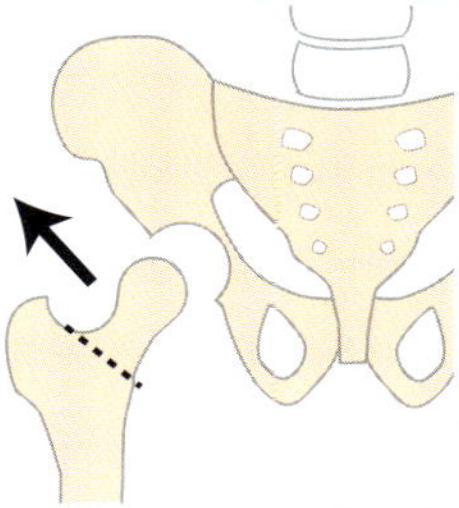

Das Hüftgelenk erreicht der Operateur über einen Schnitt an der Oberschenkelaußenseite. Der Oberschenkelhals wird durchtrennt, der kranke Hüftkopf entfernt.

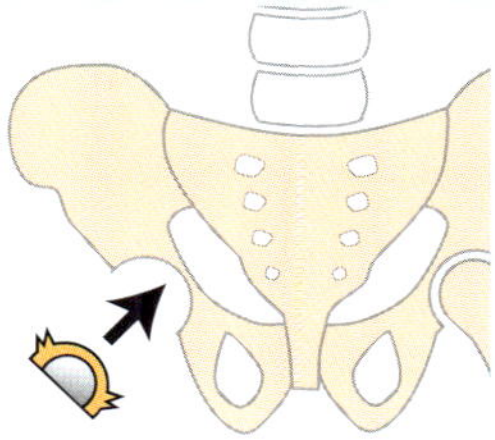

Dann ersetzt der Operateur die natürliche Hüftpfanne im Becken durch eine Prothesenpfanne.

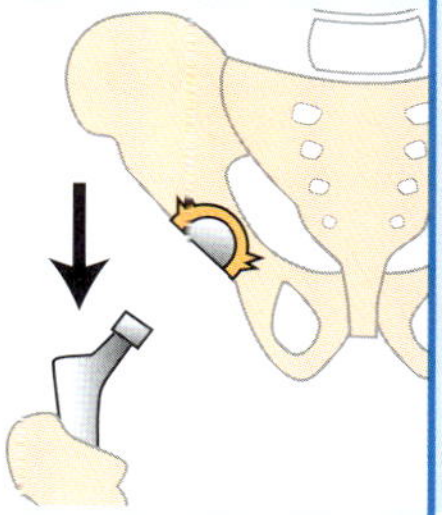

Jetzt wird der Markraum des Oberschenkelknochens vorbereitet, um den Protheseschaft mit oder ohne Knochenzement ganz exakt zu fixieren.

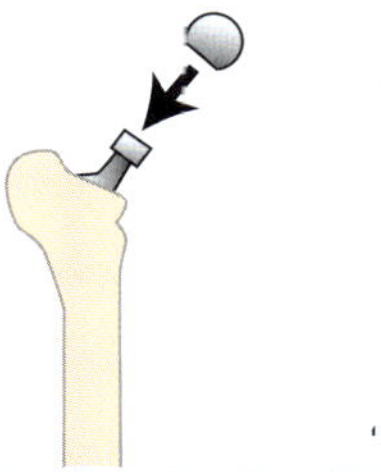

Ein Kugelkopf wird auf den Prothesenschaft gesetzt. Er bildet die bewegliche Verbindung zwischen Schaft und künstlicher Hüftpfanne.

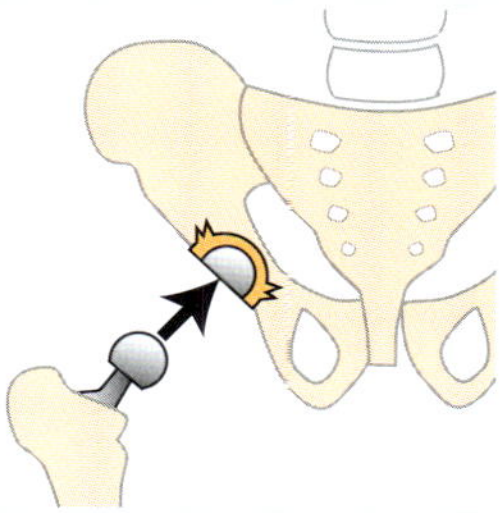

Nach dem Einsetzen des Prothesenschafts mit Kugelkopf in die Hüftpfanne wird das künstliche Gelenk auf seine optimale Beweglichkeit hin überprüft.

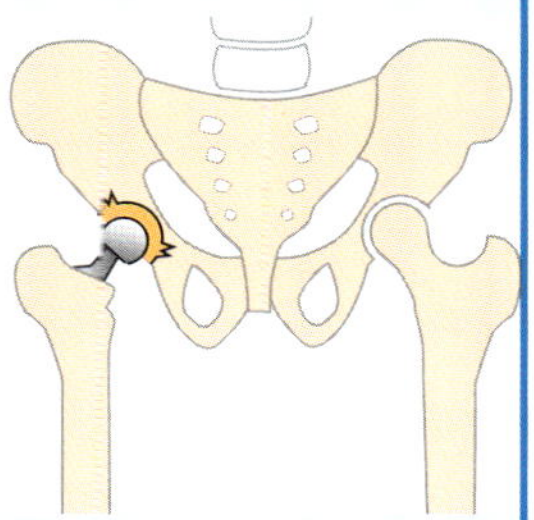

Abschließend wird die Wunde verschlossen und ein Kompressionsverband angelegt.

(Quelle: Sulzer Orthopedics Ltd., Baar/Schweiz)

Je mehr Sie über Ihre Erkrankung, Therapiemöglichkeiten und den richtigen Umgang mit Arthrose wissen, desto besser werden Sie mit ihr leben können. Nehmen Sie Ihre Gesundheit auch selbst in die Hand!

Werden Sie Ihr eigener Arthrosemanager!

Verantwortung und Kontrolle übernehmen

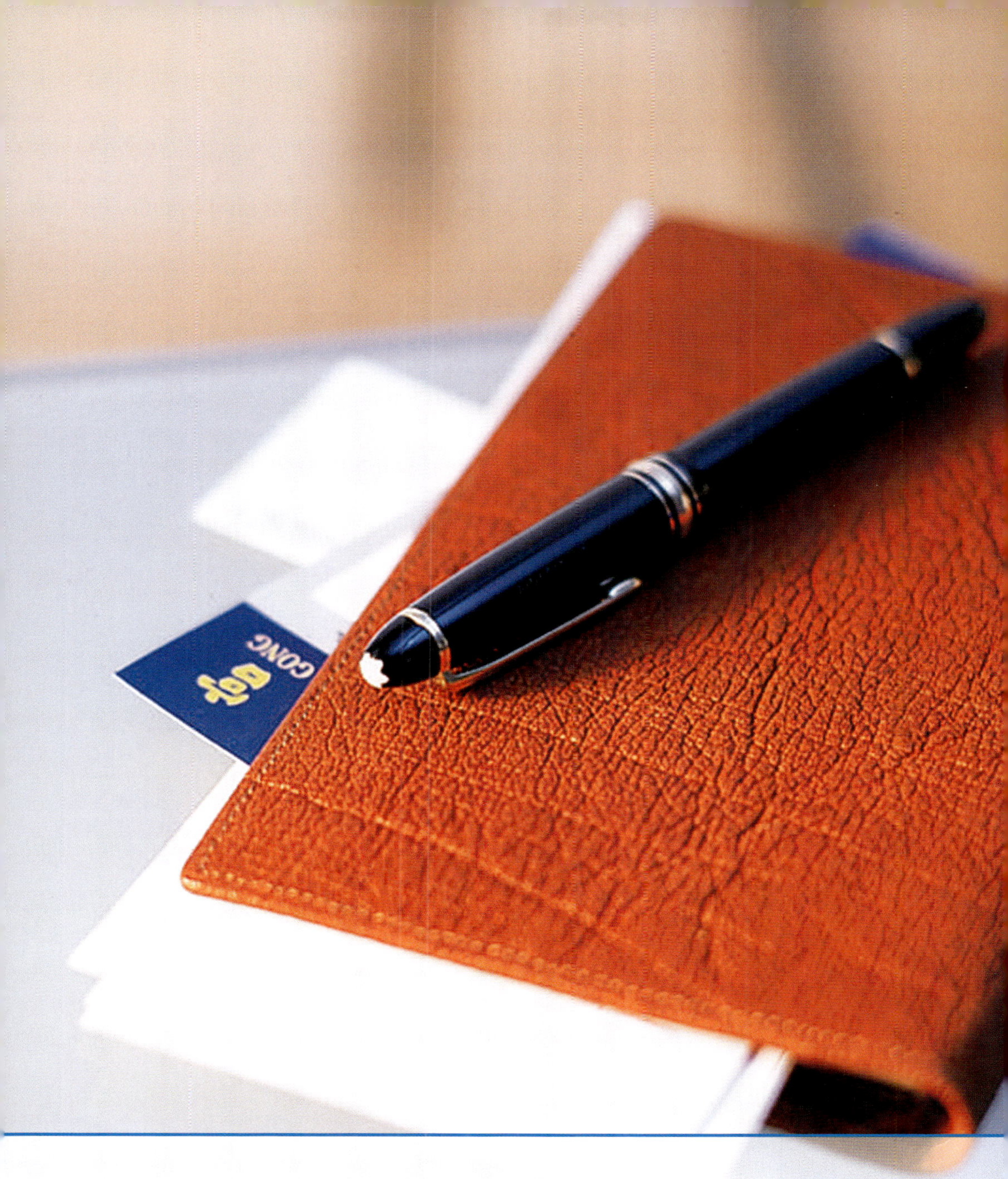

Ein starkes Arthroseteam

Als Ihr eigener Arthrosemanager übernehmen Sie, wie Manager im Berufsleben auch, die Führungsverantwortung für Ihr persönliches Arthroseteam, d. h., Sie suchen sich Ihre »Mitarbeiter«, sprich Arzt, Krankengymnast und andere Helfer, nach Ihren Vorstellungen und Ansprüchen aus und stehen in engem Kontakt mit ihnen.

Verantwortung für die eigene Krankheit zu übernehmen heißt auch, selbst alles dazu beizutragen, dass sich das Krankheitsbild nicht verschlechtert, Beschwerden kontrolliert und gelindert werden.

Aller Anfang ist Information

Natürlich werden Sie kein so umfassendes Wissen aufbauen können, wie ein Arzt es hat. Er bleibt der Experte in Ihrem Team. Wenn Sie aber Verständnis für die Zusammenhänge und Möglichkeiten der Therapie aufbauen, werden Sie auch die vom Arzt angeordneten Maßnahmen besser verstehen und akzeptieren und Ihren Beitrag zum Gelingen eines erfolgreichen Arthrosemanagements leisten.
Es gibt zahlreiche Strategien, die Sie dabei einsetzen können. Regelmäßige Bewegung, ausgewogene Ernährung und ein balancierter Wechsel von Aktivität und Entspannung werden Ihnen helfen, gut mit Arthrose zu leben. Vielleicht bedeutet das, dass Sie Ihr Leben teilweise umstellen müssen. Aber alle Maßnahmen werden nach einer Umstellungsphase zu mehr Wohlbefinden führen. Der schwerste Schritt ist der erste; wenn Sie sich an einige notwendige Maßnahmen gewöhnt haben, wollen Sie diese gar nicht mehr missen.

Realistische Ziele setzen

Wichtig ist zunächst, dass Sie sich überhaupt Ziele setzen. Ihr Arzt kann Sie dabei unterstützen und Ihnen helfen, realistische Zielsetzungen zu finden, die Ihren individuellen Lebensbedürfnissen und -umständen entsprechen.

Damit Sie auch wirklich konsequent an der Zielerfüllung arbeiten, können Sie Verträge mit sich selbst schließen. Der Trick dabei ist, dass die Ziele erreichbar und von Ihnen kontrollierbar sein müssen. Sie haben z. B. keine Kontrolle über das Ausmaß der Schmerzen, die Sie an manchen Tagen erleben, an manchen nicht. Eine Zielvorstellung im Sinne von »Ich will nie wieder Schmerzen haben« ist also unerreichbar. Realistische Ziele sind etwa die Aufstellung und Umsetzung eines Schmerzmanagement-Maßnahmenplans, eines stufenweisen Bewegungs- oder Ernährungsprogramms. Damit schlagen Sie gleich zwei Flieger mit einer Klappe: Zum einen verschaffen Sie sich kleine Erfolgserlebnisse, indem Sie Teilschritte erreichen und Verträge erfüllen, zum anderen führt dies zur konsequenten Umsetzung notwendiger Maßnahmen.

Schließen Sie einen Vertrag mit sich

Versuchen Sie bei Vertragsabschluss, Ihre geplanten Aktionen möglichst detailliert zu beschreiben, und überlegen Sie genau, welche Ziele Sie gern erreichen wollen und welche realistisch sind. Nehmen Sie kleine Schritte, planen Sie in kleinen Zeitfenstern, und setzen Sie Ziele, die innerhalb weniger Tage, Wochen oder höchstens Monate zu erreichen sind. Wenn Ihr Ziel z. B. ist, in bessere physische Verfassung zu kommen, könnten diese Schritte wie folgt aussehen:

- Vereinbaren Sie einen Termin bei Ihrem Arzt oder Ihrem Krankengymnasten, um die günstigsten Bewegungsmöglichkeiten für Sie zu diskutieren.
- Finden Sie ein für Sie passendes Programm oder eine Gruppe, und beginnen Sie mit dem Training.
- Setzen Sie regelmäßige Zeiten fest, zu denen Sie trainieren, damit das Training so selbstverständlich in Ihren Tagesablauf integriert wird wie das morgendliche Zähneputzen.

Wenn Sie sich zu große Aufgaben stellen, werden Sie nur entmutigt und geben auf, bevor Sie Ihr Ziel erreicht haben. Sie können große Zielvorgaben aber durchaus in kleinen Schritten erreichen.

- Steigern Sie langsam die Intensität und Dauer Ihres persönlichen Trainingsprogramms. Ihr Arzt oder Krankengymnast wird Ihnen dabei helfen.
- Führen Sie Buch über die Erfolge Ihres Programms. Es gibt viele Erfolgserlebnisse, wie eine bessere Beweglichkeit, mehr Kraft, eine längere Strecke, die Sie am Stück gehen können, mehr Wohlbefinden, weniger Schmerzen, Spaß in der Gruppe usw.

Vertrag zur Zielerreichung

Woche vom .... bis ....

- **Was will ich machen? (Beispiel: spazieren gehen)**
- **Wie viel/wie lang? (Beispiel: 3-mal täglich 10 Minuten)**
- **Wann? (Beispiel: morgens, mittags, abends)**
- **Wie viele Tage? (Beispiel: täglich)**
- **Wie sicher bin ich, dieses Ziel zu erreichen?**

(Bewertung von 1 bis 10; 1 = sehr zuversichtlich, 10 = sehr unsicher)

Ihre Unterschrift ....

Unterschrift Zeuge ....

Ein Vertrag formalisiert Ihr Vorhaben und unterstützt Sie damit bei der Umsetzung – Sie fühlen sich verpflichtet. Aber: Setzen Sie sich nur Ziele, die Sie auch erreichen können!

Ein positives Selbstbild gewinnen

Gerade Menschen mit chronischen Erkrankungen neigen dazu, sich nur noch auf solche Attribute zu konzentrieren, die sie wegen ihrer Erkrankung nicht mehr erfüllen können. Nach und nach verlieren diese Menschen immer mehr an Selbstbewusstsein.

Machen Sie es anders – fokussieren Sie sich auf Fähigkeiten, die Sie haben, auf Aktivitäten, die Sie ausführen können. Sie werden sehen, es gibt viel mehr Dinge, die Sie noch tun können, als solche, die Ihnen schwer fallen.

Regelmäßige Bewegung

Früher wurde Arthrosepatienten strikte Schonung empfohlen. Heute weiß man, dass Bewegung unbedingt notwendig ist, um den Gelenkknorpel zu ernähren. Sie haben bereits erfahren, dass erst durch den Wechsel von Be- und Entlastung der Knorpel mit Nährstoffen versorgt und damit gesund erhalten wird (siehe auch Seite 13).
Bewegung ist die effektivste nichtmedikamentöse Maßnahme, um Arthroseschmerzen zu reduzieren, die Beweglichkeit des Gelenks zu erhalten und ein kräftiges Muskelkorsett aufzubauen, das Ihre Gelenke stützt und entlastet. Außerdem hilft Ihnen regelmäßige Bewegung, insgesamt fit zu bleiben, und macht Gewichtskontrolle bzw. -abnahme leichter. Schonung ist nur noch bei akuten Schmerzzuständen oder nach einigen Operationen angezeigt (da ist sie unbedingt notwendig, sollte aber möglichst kurzfristig sein).

Auch die Wissenschaft hat eindeutig bewiesen, dass Arthrosepatienten sich problemlos bewegen können – und müssen. Denn der alte Satz »Wer rastet, der rostet!« trifft gerade auch auf sie zu.

Spitzenleistung ist nicht gefragt

Trotzdem zögern Sie oder haben sogar Angst, sich zu bewegen? Vielleicht haben Sie lange keinen Sport mehr getrieben und wissen nicht, wie Sie anfangen sollen? Oder Sie glauben, dass Bewegung Ihre Schmerzen verschlimmert und Sie sie nicht bewältigen können?
Vergessen Sie all diese Sorgen: Sie müssen kein Athlet werden, um durch Bewegung etwas für Ihre Gelenke und den gesamten Organismus zu tun. Höchstleistungen sind überhaupt nicht notwendig – im Gegenteil. Gerade belastungsarme Bewegungsformen wie Gymnastik oder Radfahren, Schwimmen oder Walking sind besonders gut für die Gelenke. Außerdem gibt es viele Bewegungsmöglichkeiten unabhängig vom tatsächlichen Sporttreiben. Es ist schon viel damit erreicht, einen aktiveren Lebensstil zu führen: Nehmen Sie nicht für jede kleine Strecke das Auto, machen Sie regelmäßige Spaziergänge,

benutzen Sie die Treppe statt des Fahrstuhls, arbeiten Sie im Garten, oder spielen Sie mit Ihren (Enkel-)Kindern. Sie werden über sich selbst staunen, was Sie alles können und wie viel Spaß es Ihnen macht.

Mit Freude dabei

Übrigens: Gerade die Bewegung in der Gruppe ist sehr motivierend und macht oft mehr Spaß, als sein Trainingsprogramm allein zu absolvieren.

Das ist das A und O – Sie müssen Spaß haben an der Bewegung! Zwingen Sie sich kein Programm auf, das Ihnen keine Freude macht, denn dann werden Sie es auch nicht regelmäßig durchführen. Sie können sicher sein, Sie finden die für Sie richtige Bewegungsform; Ihr Arzt oder Krankengymnast wird Sie dabei gern beraten.
Vielleicht fällt es am Anfang schwer, sich regelmäßig zu bewegen, weil es ungewohnt ist. Wenn Sie aber langsam anfangen und die Belastung allmählich steigern, werden Sie schnell Erfolge sehen.

Das bringt regelmäßige Bewegung

- **Sie ernährt Ihren Knorpel**
- **Verhindert, dass Sie immer steifer werden**
- **Sorgt für ein stabiles Muskelkorsett, das Ihre Gelenke schützt**
- **Erhält die Stärke und Gesundheit Ihrer Knochen und Knorpel**
- **Verbessert Ihre Fähigkeiten, Alltagsaktivitäten zu meistern**
- **Verbessert Ihre allgemeine Fitness und Gesundheit**
- **Reduziert depressive Verstimmungen**
- **Gibt Ihnen mehr Energie und Vitalität**
- **Kontrolliert Ihr Körpergewicht**
- **Gibt Ihnen Ausgleich für Stress und Anspannung**
- **Setzt Endorphine in Ihrem Körper frei, die natürliche Schmerzkiller sind**
- **Verhilft Ihnen zu einem besseren Schlaf**
- **Verbessert Ihr Selbstbild und Lebensgefühl**

Welche Bewegung ist richtig?

Wichtig ist, eine Bewegungsform auszuwählen, die den Knorpel nicht zusätzlich belastet oder sogar weiter schädigt. Es gibt günstige und ungünstige Belastungsformen, und es kommt sehr darauf an, in welchem Arthrosestadium Sie sich befinden und welches Gelenk betroffen ist. Sollten Sie mit neuen Bewegungsformen beginnen oder sich bei der Ausführung nicht sicher sein, nehmen Sie unbedingt die professionelle Anleitung eines Krankengymnasten oder Sporttherapeuten in Anspruch, die Ihnen die korrekte Ausführung beibringen und sie kontrollieren. Eine falsch ausgeführte Bewegung belastet Ihre Gelenke nur zusätzlich und schadet mehr als sie nutzt.

Den wichtigsten Hinweis für eine vernünftige und physiologische Bewegung gibt Ihr Körper selbst – den Schmerz. Respektieren Sie den Schmerz als hilfreiches Warnsignal für Über- oder Fehlbelastung. Vielleicht werden Sie gerade am Anfang eines Bewegungsprogramms manchmal Schmerzen haben. Diese Anlaufschmerzen verschwinden aber in der Regel nach einiger Zeit. Halten die Schmerzen jedoch länger an oder treten sie im Lauf der Belastung auf, sollten Sie die Aktivität abbrechen und sich mit Ihrem Arzt oder Krankengymnasten über mögliche Dosierungsverbesserungen, Alternativen oder Erleichterungen unterhalten.

Die Gelenke schonen

Suchen Sie sich möglichst gelenkschonende Sportarten, insbesondere als Anfänger. Hierzu gehören vor allem zyklische, gleichförmige Belastungsformen wie die Ausdauersportarten Schwimmen, Radfahren oder Walking. Ballspiele wie Tennis, Squash, Fußball oder Basketball sind grundsätzlich eher weniger empfehlenswert, da sie viele abrupte Stopp- und Drehbewegungen erfordern, die eine höhere Belastung für die Gelenke bedeuten.

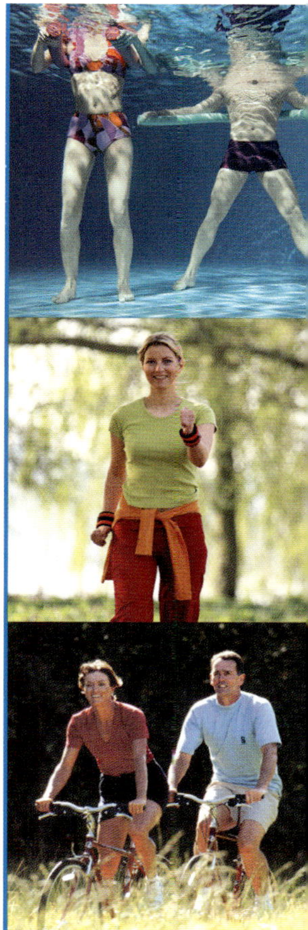

Insbesondere Aquagymnastik, Walking und Radfahren sind eine Wohltat für Ihre Gelenke!

Auch in Sachen Sport muss man für jeden Patienten einen individuellen Weg finden. Beraten Sie sich mit Ihrem Arzt, welche Sportart Sie mit welcher Intensität betreiben können. Es ist günstig, wenn Ihr Arzt die jeweiligen Bewegungsabläufe und Gelenkbeanspruchung beurteilen kann. Viele Orthopäden verfügen über eine Zusatzausbildung in Sportmedizin.

Sport und Arthrose

Die für Sie geeignete Sportart hängt von Ihrem Beschwerdebild, vom betroffenen Gelenk, dem Gelenkstatus und Ihrem sportlichen Können ab. Als Faustregel gilt: Die »richtige« Sportart ist eine, die Ihnen Spaß macht und nicht schmerzt. Die Beispiele dienen daher nur der Groborientierung.

Gelenkschonende Sportarten

- Walking (auf gute Schuhe achten)
- Wandern in der Ebene (auf gute Schuhe achten)
- Schwimmen (bei Gon- und Coxarthrose kein Brustschwimmen)
- Gymnastik und Tanzen
- Aquajogging/Aquagymnastik
- Radfahren (ebenes Gelände; nicht zu niedrige Sattelhöhe; kleiner Gang)
- Skilanglauf
- Inlineskaten
- Golf (bei Arthrosen der unteren Extremitäten)
- Krafttraining mit isokinetischen Geräten

Gelenkbelastende Sportarten

- Handball und Fußball
- Basketball
- Tennis, Squash und Badminton
- Leichtathletik
- Joggen (speziell bei hohem Körpergewicht und auf hartem Untergrund)
- Bergsteigen (speziell Bergabgehen)
- Alpines Skifahren
- Kraftsport mit hoher statischer Belastung

Anfänger oder »Profi«?

Wenn Sie eine Sportart bereits passioniert ausüben, muss man Nutzen und Schaden genau abwägen. Ist Ihre Arthrose noch nicht weit fortgeschritten und haben Sie beim Sport keine Schmerzen, ist manchmal der Spaß daran höher zu bewerten als der Gelenkschutz. Ebenso macht es einen Unterschied, ob Sie eine Sportart technisch sicher beherrschen oder Anfänger sind. Bei guter Technik können viele Gelenkbelastungen reduziert werden. So strapaziert der geübte Skifahrer seine Gelenke weniger als der Anfänger.
Will man sich von einer gelenkbelastenden Sportart nicht trennen, können Sie auch gemeinsam mit Ihrem Arzt oder Krankengymnasten überlegen, wie sich die Spitzenbelastungen in der Ausübung Ihres Sports reduzieren lassen. Z. B. kann ein begeisterter Tennisspieler auf das Doppel ausweichen, da dieses nicht so laufintensiv ist wie das Einzel. Auch der Bodenbelag spielt eine Rolle. So sind Sandplätze günstiger für die Gelenke als Hart- oder Filzbodenplätze.

Beweglichkeitsübungen

Sie verbessern gezielt die Flexibilität der Muskulatur und den Bewegungsumfang der Gelenke – die Fähigkeit, das Gelenk über die volle Strecke zu bewegen, für die es konstruiert ist. Arthrosepatienten haben häufig Beweglichkeitseinschränkungen – aufgrund von Gelenkveränderungen, vor allem aber von Muskelverkürzungen durch Schmerz und Steifigkeit sowie Verspannung.
Ihr Arzt oder Krankengymnast wird Ihnen durch einige einfache muskuläre Tests (Muskelfunktionsdiagnostik; siehe Seite 39) sagen können, welche Muskeln Sie mit einem Beweglichkeitsprogramm trainieren sollen. Bei diesem Training wird mit speziellen Dehnübungen und Bewegungen über den gesamten Bewegungsumfang die Muskelfunktion wiederhergestellt.

Will man speziell etwas für seine kranken Gelenke tun, ist es günstig, Beweglichkeit und Kraft zu trainieren und Ausdauersport zu treiben. Bewegungen ohne Gewichtsbelastung sind im Allgemeinen günstiger für die Gelenke.

Bewegungseinschränkungen bedeuten immer auch eine Einschränkung Ihres Alltagslebens – wenn Sie sich beispielsweise nicht mehr bücken können, um sich die Schuhe zu binden, oder ein Buch nicht mehr aus dem obersten Regal holen können.

Gezielt und regelmäßig

Es ist sehr wichtig, die Übungen korrekt auszuführen, sonst wird das Gelenk zusätzlich belastet. Lassen Sie sich die Übungen also von einem Sportlehrer oder Krankengymnasten genau zeigen. Hilfreich ist auch ein Training in der Gruppe unter fachkundiger Anleitung.
Sie werden natürlich nur dann Erfolg haben, wenn Sie Ihre Beweglichkeit regelmäßig, am besten jeden Tag, trainieren. Die Übungen sollten so selbstverständlich in Ihren Alltag integriert werden wie das Zähneputzen – schon mit 10 bis 15 Minuten täglich werden Sie enorme Verbesserungen erreichen.

Kräftigungsübungen

Kräftige Muskeln – das Muskelkorsett – schützen und stützen Gelenke. Mit einem allgemeinen Kräftigungstraining können Sie Ihre Gelenke stabilisieren. Schmerzen und Funktionseinschränkungen verkürzen nicht nur bestimmte Muskelgruppen, sondern schwächen auch andere deutlich. Dies kann Ihr Arzt ebenfalls durch eine Muskelfunktionsdiagnostik feststellen und Ihnen sagen, welche Sie kräftigen sollten.
Es gibt typische Muster für Muskelabschwächung und -verkürzung. Dabei handelt es sich meist um die so genannten Spieler (Agonisten) und Gegenspieler (Antagonisten; siehe auch Seite 20f.). Ein Beispiel sind Bauch- und Rückenmuskulatur: Während die am Rücken zur Verkürzung neigt, wird ihr Gegenspieler, die Bauchmuskulatur, schwächer. In diesem Fall muss man also die Rückenmuskulatur dehnen und die Bauchmuskulatur kräftigen. Bei der Gonarthrose ist häufig die vordere Oberschenkelmuskulatur (= Quadrizeps) abgeschwächt, die hintere Kniebeugemuskulatur (ischiocrurale Muskulatur) verkürzt. Das bedeutet, dass Sie die vordere Oberschenkelmuskulatur kräftigen und die hintere dehnen müssen.

Eine genaue Diagnose sollten Sie aber vom Arzt oder einem Krankengymnasten durchführen lassen, da Schmerzen und Bewegungseinschränkungen auch zu untypischen Anpassungsreaktionen führen können. Liegen starke Abschwächungen und Verkürzungen vor, sollte ein Krankengymnast diese in Zusammenarbeit mit Ihnen zielgerichtet beseitigen.

> Um die Qualität eines Fitnessstudios zu beurteilen, sollten Sie sich nach den Trainern erkundigen: Sind es ausgebildete Sportlehrer? Verfügen sie über sonstige Qualifikationen? Machen sie einen Eingangstest mit Ihnen? Sind sie während des gesamten Trainings bei Ihnen und korrigieren Sie?

Selbstständig trainieren

Ein gezieltes Kräftigungstraining können Sie ohne spezielle Hilfsmittel zu Hause absolvieren – oder in einem Fitnessstudio, wo Ihnen verschiedene Geräte zur Verfügung stehen. In jedem Fall sollten Sie sich aber ein Programm von Ihrem Krankengymnasten oder einem qualifizierten Studiotrainer zusammenstellen lassen. Üben Sie so lange unter Anleitung, bis Sie alle Bewegungen korrekt ausführen. Dann können Sie unbesorgt auch allein trainieren. Als besonders sicheres und effizientes Krafttraining haben Sie bereits das isokinetische Training auf Seite 76 kennen gelernt; es erfordert allerdings spezielle Geräte.

Sie finden in zahlreichen Zeitschriften, auf Internetseiten oder Büchern immer wieder Gymnastikübungen. Davon sind einige gut, aber es gibt immer noch viele Empfehlungen, die Ihre Gelenke mehr belasten, als dass sie Ihnen gut tun. Außerdem hängt der Nutzen solcher Übungen natürlich auch von der richtigen Ausführung ab – und die muss erst erlernt werden. Es soll Ihnen daher an dieser Stelle auch kein Übungsplan für zu Hause angeboten werden – bitte lassen Sie sich ein Heimtrainingsprogramm von einem Experten zusammenstellen, und üben Sie unter seiner Kontrolle so lange, bis Sie es korrekt beherrschen. Nur so können Sie sicher sein, dass die Übungen Ihnen wirklich helfen; außerdem wird dann ein Programm zusammengestellt, das individuell auf Ihre muskulären Voraussetzungen und Ihren

Gelenkstatus abgestimmt ist. Experten können Krankengymnasten sein, aber auch viele Fitnessstudios (allerdings bei weitem nicht alle) arbeiten heute erfreulicherweise mit hochqualifizierten Trainern.

Ausdauertraining

Ausdauertraining ist gekennzeichnet durch gleichförmige, zyklische Bewegungen, die einen für die Gelenke günstigen Wechsel von Be- und Entlastung beinhalten. Weitere wesentliche Benefits entstehen durch den leistungssteigernden Effekt auf Herz und Lunge und die unterstützende Wirkung bei Gewichtsabnahme bzw. -stabilisierung. Viele Menschen scheuen Ausdauertraining, weil sie glauben, sich nicht über einen längeren Zeitraum kontinuierlich belasten zu können. Aber: Jeder kann mindestens eine halbe Stunde lang durchhalten. Der häufigste Fehler ist eine zu hohe Belastung. Denn Ausdauersport sollte mit sehr geringer Intensität betrieben werden; Sie müssen sich dabei immer gut fühlen. Wenn Sie es beispielsweise nicht schaffen, eine halbe Stunde am Stück zu joggen, dann beginnen Sie mit Walking.

Ausdauersport verbessert auch Schlaf und Stimmung; Sie fühlen sich insgesamt wohler. Die richtige Trainingsintensität ist leicht feststellbar: Sie sollten sich während der Belastung noch gut unterhalten können. »Laufen, ohne zu schnaufen« ist das Motto – das gilt für jede Ausdauersportart.

Geeignet sind alle zyklischen Bewegungsformen, wie Schwimmen, Radfahren, Spazierengehen, Wandern, Walking, Laufen, Aquajogging oder Inlineskaten. Steigern Sie langsam Dauer und Intensität des Trainings. Sie werden merken, welche großen Erfolgserlebnisse Sie innerhalb kürzester Zeit erreichen, wenn Sie Ausdauertraining regelmäßig durchführen.

Gewichtskontrolle

Es gibt viele Studien, die versucht haben, einen Zusammenhang zwischen Übergewicht und Entstehung von Arthrose herzustellen – keiner ist es gelungen. Trotzdem hat das Gewicht natürlich Einfluss auf die Erkrankung, speziell auf ihr Fortschreiten. Übergewicht erhöht das Risiko für Herz-Kreislauf- und auch bestimmte Krebserkrankungen, es spielt aber auch eine große Rolle für Ihre Gelenke: Gerade die großen wie Hüfte und Knie müssen bei jeder Bewegung, die Sie vollführen, Ihr Körpergewicht tragen. Sind Sie übergewichtig, steigt daher die Belastung auf Ihre Gelenke erheblich.

Druck auf die Gelenke

Jedes Pfund, das Sie zunehmen, steigert den Druck auf die Kniegelenke um drei Pfund, an der Hüfte erhöht sich die Belastung sogar um das Sechsfache! Man kann sich vorstellen, dass dies einem bereits geschädigten Knorpel nicht gut tut. Tragen Sie viele Jahre diese Extrapfunde mit sich herum, wird der Verlauf von Arthrose beschleunigt. Sie tun Ihren Gelenken also Gutes, wenn Sie sie entlasten, indem Sie Ihr Gewicht kontrollieren.

Was ist Übergewicht?

Der Bodymass-Index (BMI) gilt in Fachkreisen heute als der beste Indikator für Übergewicht. Veraltet ist die Broca-Formel (Normalgewicht in kg = Körpergröße in cm – 100), die nur bei Menschen mit einer durchschnittlichen Körpergröße verwendet werden kann, da sie kleine Menschen benachteiligt. Der BMI berücksichtigt dagegen Größe und Gewicht und wird damit dem individuellen Körperbau gerechter. Er errechnet sich nach folgender Formel:

BMI = Gewicht in kg : [(Körpergröße in m) x (Körpergröße in m)]

Beispiel: Sie sind 1,65 Meter groß und wiegen 58 Kilogramm.

$$\text{BMI} = \frac{\text{Körpergewicht 58 kg}}{\text{Körpergröße 1,65 x 1,65 m}} = 21{,}3$$

Bei allen sportlichen Aktivitäten gilt: Hören Sie auf Ihren Körper! Treten Schmerzen während der Belastung auf, brechen Sie die Aktivität ab. Der Körper schützt Sie so vor Überlastung. Wenn größere Probleme auftreten, geben Sie nicht einfach auf, sondern besprechen Sie dies mit Ihrem Arzt.

Das sagt der Bodymass-Index aus

- Normalgewicht: 18,5–24,9
- Übergewicht: 25,0–29,9
- Adipositas (Fettleibigkeit) Grad I: 30,0–34,9
- Adipositas Grad II: 35,0–39,9
- Extreme Adipositas Grad III: > 40

Die Bewertung des Körpergewichts ist nicht mehr so strikt wie in der Vergangenheit. Mittlerweile wird eine recht weite Spannbreite angegeben, was als Normal- bzw. Übergewicht anzusehen ist.

Unsere Beispielrechnung ergibt also mit einem Wert von 21,3 ein ideales Normalgewicht.
In der folgenden Grafik können Sie ganz einfach Ihren persönlichen BMI ablesen. Legen Sie ein Lineal bei Ihrer Körpergröße und Ihrem Gewicht an. Der Schnittpunkt ist Ihr BMI. Die Aufstellung oben beurteilt Ihren Wert.

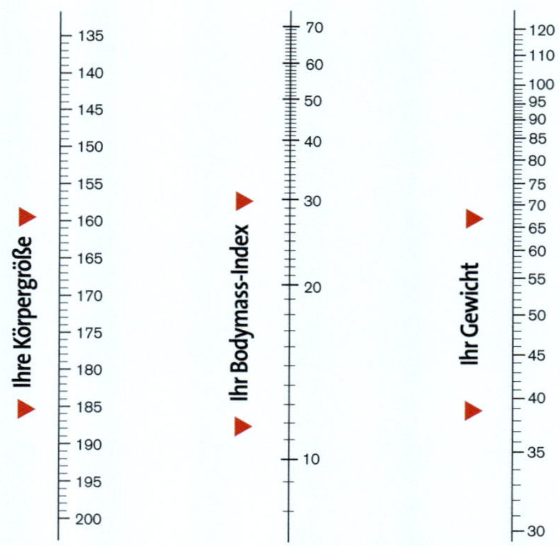

Leichter ist besser

Regelmäßige Bewegung und eine gesunde, ausgewogene, abwechslungsreiche Ernährung mit viel Obst, Gemüse und Vollkornprodukten sind die besten Helfer bei der Gewichtsabnahme bzw. -kontrolle. Ihr Arzt wird Sie beraten, wie Sie sicher und effektiv Pfunde verlieren können. Ziel ist, ein ausgewogenes Verhältnis zwischen aufgenommener und verbrauchter Energie zu erreichen. Die Aufnahme wird über vernünftige Ernährung geregelt, der Verbrauch über einen aktiven Lebensstil.

Vorsicht: Die Zeiten einseitiger und strikter Diäten sind vorbei! Die Wissenschaft hat mittlerweile herausgefunden, dass eine langfristige Gewichtsreduzierung und -stabilisierung nur mit ausgewogener und fettarmer Ernährung möglich ist. Machen Sie also keine Crashdiäten, sondern reduzieren Sie langsam und langfristig Ihr Gewicht. Eine Ernährungsumstellung wird Ihnen höchstens in der Anfangszeit schwer fallen. Sobald Sie sich daran gewöhnt haben und merken, wie wohl Sie sich damit fühlen, wollen Sie gar keinen anderen Speiseplan mehr. Und »kleine Sünden« sind ab und zu erlaubt.

Sie wollen abnehmen und sich dabei rundum wohl fühlen? Dann lesen Sie: »Die Wellness-Diät« von Dörte Helberg, ebenfalls im Südwest Verlag erschienen.

Zu viel Fett macht fett

Das A und O beim Abnehmen also: mehr bewegen, anders essen! Prinzip Nummer eins hierbei lautet: Reduzieren Sie Fett (insbesondere tierisches), und essen Sie mehr kohlenhydratreiche Lebensmittel. Sie werden erstaunt sein, wie gut Sie dabei abnehmen, ohne hungern zu müssen.

Und es ist auch gar nicht so schwer: Muss die Butter auf dem Käsebrot wirklich sein, und schmeckt Sahnejoghurt wirklich so viel besser als die magere Variante? Die gesündesten Sattmacher sind dagegen hochwertige Kohlenhydrate wie in Nudeln, Kartoffeln, Vollkornbrot, Reis, Hülsenfrüchten, frischem Gemüse und Obst der Saison.

Starre Verbote haben in der Ernährung nichts zu suchen. Sie provozieren geradezu ein Zuwiderhandeln und machen es schwerer, vernünftiges Essen genießen zu können.

Diättipps der Deutschen Gesellschaft für Ernährung (DGE)

- Das Fett muss weg – und zwar erst einmal vom Teller! Lediglich 60 bis 70 Gramm am Tag sollten es sein, und die sind schnell erreicht. (Eine Currywurst mit Pommes frites hat schon mehr als die Hälfte davon.)
Nehmen Sie also nicht mehr als 30 bis 40 Gramm täglich als Streich- und Kochfett.
- Reduzieren Sie den Fettgehalt von Lebensmitteln wie Käse, Wurst, Milch und Joghurt um eine Stufe. Beispiel: Kaufen Sie statt 40-prozentigen Edamer den mit 30 Prozent. Oder wählen Sie statt Crème fraîche lieber saure Sahne. Wichtig: Sie müssen dabei keineswegs auf die absolute Magerstufe reduzieren.
- Essen Sie sich satt an Kohlenhydraten wie Kartoffeln, Nudeln, Reis und Vollkornprodukten. Diese stärkereichen Lebensmittel sind praktisch fettfrei, haben mehr Volumen und sättigen gut.
- Essen Sie fünf Portionen buntes frisches Obst und Gemüse täglich. So bekommen Sie die wichtigsten Vitalstoffe.
- Auch zwei- bis dreimal Fleisch in der Woche sind in Ordnung; schneiden Sie aber unbedingt die Fettränder ab!
- Süßigkeiten sind kein Tabu! Wichtig: Statt Schokolade (eine Tafel hat 35 Gramm Fett) lieber fettfreie Weingummis oder Russisch Brot wählen. Totaler Verzicht führt nur zum Misserfolg.
- Trinken Sie genug – mindestens zwei Liter am Tag, am besten Mineralwasser! Auch Kräutertees und Saftschorlen sind gut.
- Trainieren Sie regelmäßig! Wenn Sie keine oder nur wenig Zeit für Sport haben: Bauen Sie so oft wie möglich kleine Bewegungsaktivitäten in Ihren Alltag ein.

Gibt es eine Arthrosediät?

Nein, aber Sie können durch Umstellung Ihrer Essgewohnheiten einen gewissen Einfluss auf einige Krankheitssymptome nehmen. So hat die Ernährungsforschung festgestellt, dass eine fleischlastige Küche die Entstehung von Entzündungen fördert, während der Verzehr von Gemüse sie hemmt. Insbesondere Schweinefleisch, aber auch Eier können entzündliche Schübe an den Gelenken auslösen oder verschlimmern. Mit vegetarischer Ernährung lassen sich akute Entzündungen dagegen deutlich bessern.
Sie müssen deshalb kein Vegetarier werden, können aber insbesondere in Phasen der aktivierten Arthrose durch fleischlose oder -reduzierte Ernährung die Symptome lindern. Auch bestimmte Vitamine helfen gegen aggressive freie Radikale, die den Knorpel angreifen und Entzündungen aufrechterhalten. Dieser Effekt ist für die Vitamine E, C und das Spurenelement Selen nachgewiesen.

Schmerzbewältigung

Es wird immer wieder Phasen geben, in denen Arthrose Ihnen Schmerzen bereitet. Aber Sie werden immer auch Zeiten haben, in denen Sie schmerz- und beschwerdefrei sind. In schmerzhaften Phasen können neben den medikamentösen Maßnahmen der Schmerztherapie Sie selbst erheblich dazu beitragen, Schmerzen zu lindern und Ihren Leidensdruck zu reduzieren.

Balance zwischen Aktivität und Erholung

Sowohl ein Zuviel an Aktivitäten als auch ein Zuwenig kann zu Schmerzen führen oder diese verstärken. Hören Sie auf Ihre innere Stimme, und gönnen Sie Ihrem Körper tägliche Phasen der Aktivität und Zeit zu Regeneration und Erholung. Sollten Sie beruflich oder

Sie wissen bereits, dass Aktivität und Bewegung sehr wichtig für Ihre Gelenke sind. Genauso wichtig ist aber auch, ihnen Zeit zur Regeneration und Erholung zu geben.

Es gibt viele Entspannungstechniken, die Sie mit etwas Übung allein zu Hause durchführen können, es gibt aber auch Gruppen, in denen sie praktiziert und trainiert werden. Sie werden sicher in Ihrer Nähe Vereine, Fitnessstudios, Krankengymnastikpraxen, aber auch Krankenkassen finden, die solche Kurse anbieten.

familiär sehr eingespannt sein, lernen Sie zu delegieren und sich den Tag so einzuteilen, dass Sie immer wieder Entspannungsphasen einbauen können.
Haben Sie keine Scheu, um Hilfe zu bitten. Gerade in Schmerzphasen müssen Sie einfach einmal loslassen und sich Zeit für sich nehmen – ohne schlechtes Gewissen.

Entspannungstechniken

Entspannen Sie sich – entsprechende Techniken helfen Ihnen, mit Ihren Schmerzen besser umzugehen, nicht mehr so viel über sie nachzudenken – und sie nehmen Ihnen sogar Schmerzen. Sie haben bereits erfahren, dass Schmerzen oft Ergebnis einer verspannten Muskulatur sind. Umgekehrt sind Schmerzen auch eine psychische Belastung, die dazu führt, dass Sie unbewusst Muskeln anspannen. Entspannungstechniken tragen dazu bei, sich psychisch zu entspannen und damit Muskeln zu lockern. Damit können Sie den Teufelskreis aus Verspannung und Schmerz durchbrechen.

Eine große Auswahl an Methoden

Bestimmte Techniken wie das autogene Training oder die gedankliche Reise durch Körper und Seele dienen allein der mentalen Entspannung. Andere Methoden verbessern zusätzlich die Körperwahrnehmung und -kontrolle, trainieren das Bewegungsgefühl und bewirken eine muskuläre Entspannung. Dazu gehören u. a. die progressive Muskelrelaxation nach Jacobson, die Feldenkrais-Methode und verschiedene Bewegungsformen aus dem asiatischen Raum wie Tai Chi oder Qi Gong.
Probieren Sie einfach einmal verschiedene Methoden aus, und finden Sie diejenige Entspannungsform, mit der Sie sich persönlich am wohlsten fühlen.

Wärme-/Kälteanwendungen

Wie Sie bereits wissen, sind Wärmeanwendungen bei Schmerzzuständen aufgrund muskulärer Verspannungen oder steifer Gelenke grundsätzlich besser geeignet. Kälte dagegen reduziert Ihre Beschwerden in Phasen der aktivierten Arthrose, wenn also eine akute Entzündungsreaktion vorliegt. Letztendlich werden Sie aber selbst herausfinden, wann Ihnen Wärme oder Kälte mehr hilft.

Bei solchen Anwendungen sollten Sie unbedingt darauf achten, sie nie länger als 15 bis 20 Minuten auf das betroffene Gelenk einwirken zu lassen. Lassen Sie danach Ihre Haut wieder auf normale Temperatur kommen, bevor Sie die Anwendung eventuell wiederholen.

Geben Sie Kälte bzw. Wärme nie direkt auf die betroffene Stelle, sondern legen Sie immer ein Tuch dazwischen, um Erfrierungen bzw. Verbrennungen der Haut zu verhindern.

Wärmeanwendungen zu Hause

- Warm duschen oder baden
- Warmer Whirlpool
- Warme Kleidung, speziell um die betroffenen Gelenke
- Warme Umschläge
- Wärmende Salben (Vorsicht: niemals in Kombination mit einem warmen Umschlag!)

Kälteanwendungen zu Hause

- Umschläge mit Eisbeuteln (Cold Packs), die im Gefrierfach aufbewahrt werden, mit Eiswürfeln, die man in ein Handtuch packt, oder mit in Eiswasser getauchten Tüchern
- Kühlende Salben

Positive Lebenseinstellung

Manchmal ist es nicht leicht, die Herausforderungen von Arthrose zu bewältigen. In Schmerzphasen, wenn die Therapie nicht so anschlägt, wie Sie es sich wünschen, wenn Sie lieb gewonnene Aktivitäten aufgeben oder einige Dinge in Ihrem Leben umstellen müssen, kann ein Gefühl der Frustration und Resignation aufkommen. Geben Sie sich dem nicht hin. Eine positive Lebenseinstellung lässt sich trainieren: Fokussieren Sie nicht die schlechten Seiten des Lebens, sondern die guten. Richten Sie Ihre Konzentration weg von den Schmerzen, hin zu den schönen Dingen, wie Familie und Freunde, ein erfülltes Berufsleben, den nächsten Urlaub usw. Seien Sie sich dieser schönen Seiten des Lebens bewusst, und genießen Sie sie.

Wir kennen alle die Ermahnungen aus den Kindertagen: »Sitz gerade, steh aufrecht!« Beobachten Sie sich aber einmal kritisch selbst – wie gut ist Ihre Haltung?

Gute Körperhaltung

Gute Haltung trägt dazu bei, Ihre Gelenke zu schonen. Aufrechtes Stehen und Sitzen, richtiges Bücken, Heben und Tragen schonen Ihre Gelenke und schützen sie vor weiterer Schädigung durch Fehl- und Überbelastung. Schlechte Haltung und falsche Techniken bei Alltagsaktivitäten bedeuten enormen Stress für die Gelenke. Sie merken es sicher oft genug selbst – wenn Sie den ganzen Tag am Schreibtisch gesessen haben, tut Ihnen der Rücken weh. Sie heben eine Getränkekiste mit gebeugtem Rücken, statt mehr Ihre Beine zu benutzen – und schon sticht es im Kreuz. Ziel ist, Techniken zu erlernen, mit denen die Gelenke physiologisch belastet und durch kräftige Muskeln entlastet werden.

Richtig sitzen

Wir leben in einer Sitzgesellschaft – Gift vor allem für den Rücken, denn meist sitzen wir krumm. Oberstes Ziel ist daher eine aufrechte Sitzposition: Stellen Sie sich vor, Sie seien eine Marionette, die am Kopf einen Faden hat, an dem sie hochgezogen wird. Die Beine sind in dieser Position leicht geöffnet, das Becken kippt nach vorne. Das Kinn zeigt Richtung Brustbein.

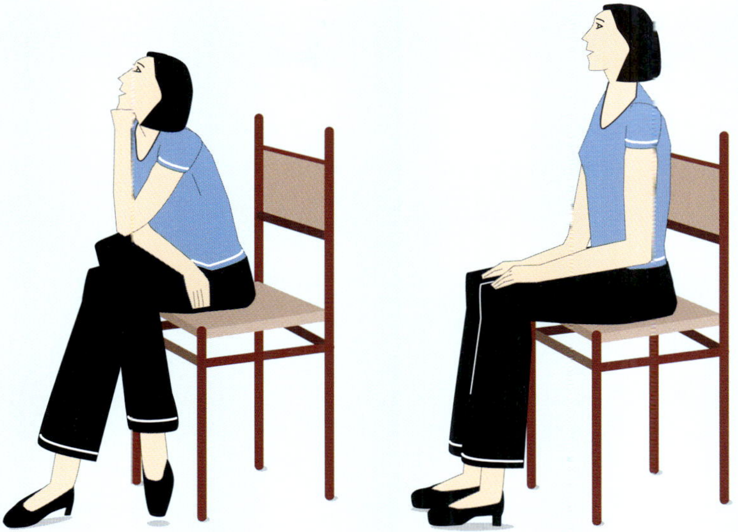

Die linke Sitzhaltung wirkt zwar bequem, ist aber ungesund. Rechts ist es richtig: Die Wirbelsäule wird aufrecht gehalten und damit entlastet, beide Füße stehen auf dem Boden.

Das Problem: Die aufrechte Sitzposition erfordert viel Muskelkraft – das werden Sie bald spüren, wenn Sie sie einnehmen. Unsere Muskeln ermüden relativ schnell unter statischer Belastung wie dem Sitzen. Es ist daher wichtig, dynamisch zu sitzen, d. h. möglichst oft die Position zu ändern. Dynamisch sitzen heißt aber, nie krumm zu sitzen, sondern sich im Körperlot zu bewegen. Unterstützend sind hier spezielle Sitzmöbel, wie z. B. Pezzibälle oder Balancestühle. Sitz- und Lendenkissen helfen, in die physiologische Sitzposition mit aufrechter Wirbelsäule und nach vorne gekipptem Becken zu gelangen. Egal, wie wir sitzen – wir sollten es nicht zu lange tun, denn selbst die beste Sitzhaltung belastet unsere Bandscheiben, Gelenke und Muskeln. Legen Sie deshalb regelmäßig Pausen ein, in denen Sie sich bewegen: Stehen Sie auf, laufen Sie ein wenig herum – Ihre Muskeln und Gelenke werden es Ihnen danken.

Das Übereinanderschlagen der Beine belastet Hüft- und Kniegelenke und verhindert außerdem eine gute Durchblutung der Beinmuskulatur. Vermeiden Sie daher diese Sitzposition, wann immer es geht.

Richtig aufstehen

Gerade Patienten mit Knie- oder Hüftgelenksarthrose haben oft Schwierigkeiten mit dem Aufstehen. Auch hier entlasten Sie mit korrekter Technik und vor allem Muskeleinsatz Ihre Gelenke: Rücken Sie bis an den Rand der Stuhlkante. Ziehen Sie die Füße etwas an den Stuhl heran, und gehen Sie in Schrittstellung. Verlagern Sie dann das Körpergewicht nach vorne, und drücken Sie sich mit den Händen auf den Oberschenkeln oder den Stuhllehnen mit geradem Rücken nach oben. Umgekehrt läuft das Hinsetzen ab. Sie werden sehen, dass Sie durch den Einsatz der Arm- und Beinmuskulatur und die Körpergewichtsverlagerung leichter aus dem Stuhl aufstehen können.

Auch das Aufstehen aus dem Bett kann mühsam sein, wenn man unter Anlaufschmerzen leidet. Zunächst sollten Sie sich noch im Bett liegend rekeln und strecken. Dadurch werden Ihre Muskeln »wach« und Ihre Gelenke gestreckt. Dann winkeln Sie die Beine in Rückenlage an, drehen gleichzeitig Becken und Schulter Richtung Bettkante, rollen sich in die Seitenlage und kommen mit Arm- und Handunterstützung zum Sitzen.

Vermeiden Sie zu tiefe oder zu weiche Sitzgelegenheiten wie beispielsweise Sessel oder Sofas – aus denen ist das Aufstehen umso schwerer.

Die Grafiken zeigen das richtige Aufstehen aus Stuhl und Bett.

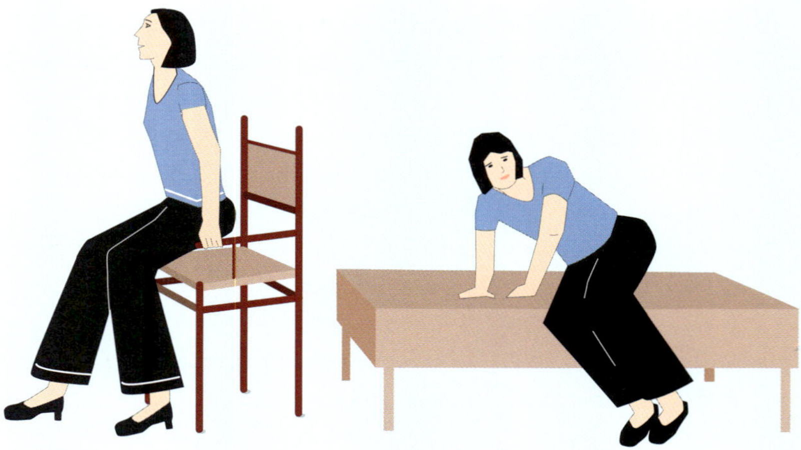

Richtig bücken, heben, tragen

Bücken, Heben und Tragen können extreme Belastungen für Ihre Gelenke sein, besonders dann, wenn Sie schwere Gegenstände aufheben oder tragen wollen. Sie sollten daher unbedingt auf eine schonende Ausführung achten und Gewichte möglichst reduzieren. Auch hier gilt wieder: korrekte Ausgangsposition mit geradem Rücken und Ausnutzung der Muskelkraft zur Entlastung der Gelenke.

Beim Bücken gehen Sie in eine leichte Schrittstellung und dann mit geradem Rücken in die Hocke. Das Hoch- und Runtergehen können Sie sich wie beim Aufstehen durch Abstützen der Hände auf den Oberschenkeln erleichtern. Müssen Sie schwerere Gegenstände heben, achten Sie darauf, diese so nah wie möglich an den Körper zu führen, um ihren Lastarm gering zu halten. Wichtig ist auch, dass Sie vor dem Anheben des Gegenstands Ihre Muskulatur bereits anspannen. Sie sollten grundsätzlich nur so schwere Gewichte heben, wie Sie allein durch Ihre Muskelkraft bewältigen können. Arbeiten Sie auf gar keinen Fall mit Schwung und auch nicht mit einer Verdrehung Ihres Körpers.

Auch beim Tragen gilt die Regel: den Gegenstand möglichst nah am Körper halten. Außerdem sollten Sie sein Gewicht möglichst gleichmäßig auf beide Körperseiten verteilen. Wenn Sie beispielsweise einkaufen, nehmen Sie lieber zwei Tragetaschen oder noch besser einen Rucksack mit.

Achten Sie auch schon bei Ihren Kindern darauf, dass sie nicht zu schwer tragen bzw. sich dabei nicht einseitig belasten. Sie sollten keine Schultertaschen tragen; Schulranzen oder Rucksack sind die bessere Alternative.

Beim Bücken, Heben und Tragen sollten Sie keinen falschen Ehrgeiz entwickeln. Wenn Ihnen etwas zu schwer ist, bitten Sie um Hilfe, oder gehen Sie lieber zweimal – zum Wohl Ihrer Gelenke.

Testen Sie den Unterschied: Halten Sie eine gefüllte Flasche einmal mit ausgestrecktem Arm, dann mit gebeugtem Arm – Sie werden merken, dass die Last bei ausgestrecktem Arm erheblich größer ist.

Die Grafiken zeigen die richtigen Körperhaltungen bei verschiedenen Alltagstätigkeiten.

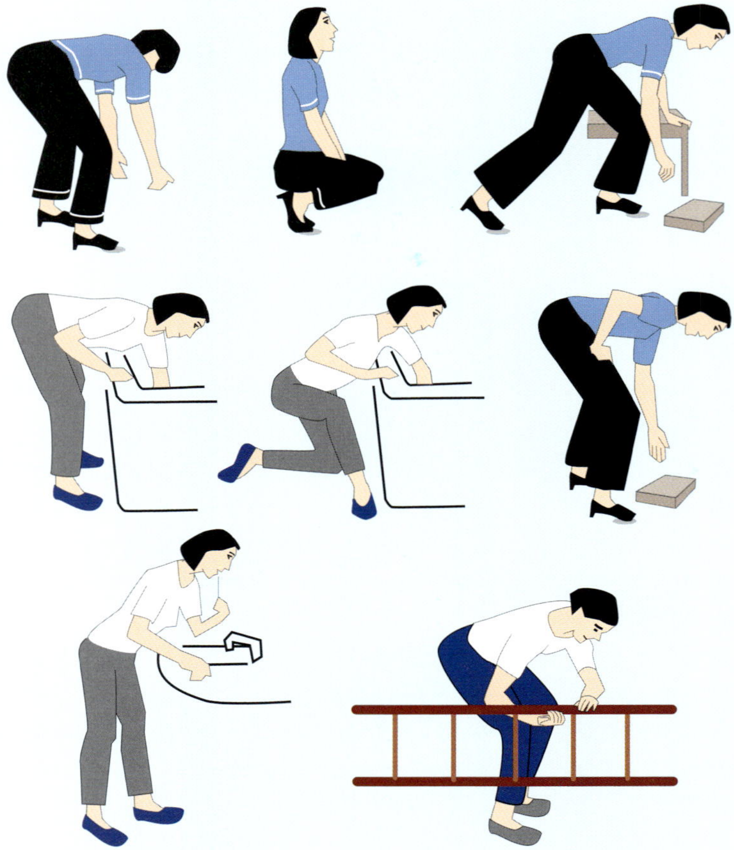

In nahezu allen Orten werden z. B. von Krankenkassen oder Vereinen Rücken- und Knieschulen angeboten, in denen man Alltagstechniken erlernen kann und die Muskulatur entsprechend trainiert wird, um die Gelenke zu entlasten. Sollte es in Ihrer Nähe keine solchen Kurse geben, können Sie die entsprechenden Techniken auch bei einem Krankengymnasten lernen.

Für alle Bewegungen gilt generell: Wenn Sie Probleme haben, kann Ihr Arzt Sie bezüglich (orthopädischer) Hilfsmittel und Alltagshilfen zur Unterstützung, Entlastung oder Kompensation beraten. Sprechen Sie mit Ihrem Arzt über Ihre Probleme, und Sie werden die für Sie geeigneten Möglichkeiten finden.

Medikamente richtig einnehmen

Medikamenteneinnahme nach ärztlicher Empfehlung? Das ist doch eine Selbstverständlichkeit, werden Sie vielleicht sagen, aber dies ist leider mitnichten der Fall. Die häufigsten Fehler im Umgang mit den Präparaten:

- Medikamente werden trotz ärztlicher Empfehlung nicht mehr eingenommen, sobald die betreffenden Symptome verschwunden sind. Viele Medikamente müssen aber auch nach Abklingen der Beschwerden weiter eingenommen werden, um eine langfristige Wirksamkeit zu erhalten.
- Medikamente werden aus Furcht vor Nebenwirkungen gar nicht eingenommen. So wichtig Beipackzettel sind: Sie machen vielen Patienten Angst, da dort alle möglichen Nebenwirkungen aufgeführt werden müssen, auch wenn die Wahrscheinlichkeit des Auftretens verschwindend gering ist. Teilen Sie Ihrem Arzt daher mögliche Sorgen mit. Er wird Sie genau aufklären, und Sie können gemeinsam eine Risiko-Nutzen-Aufstellung machen.
- Medikamente werden nach Bedarf genommen. Deren unkontrollierte Einnahme kann aber zu erheblichen Nebenwirkungen führen. Sie sollten jede Medikamenteneinnahme mit Ihrem Arzt besprechen, um eine möglichst effiziente, d. h. möglichst wirksame, aber möglichst niedrig dosierte Gabe zu erreichen.
- Medikamente werden nicht nach dem ärztlich empfohlenen Zeitplan eingenommen. Der Zeitpunkt der Einnahme spielt bei zahlreichen Medikamenten jedoch eine außerordentlich wichtige Rolle, und ihre Wirksamkeit lässt sich durch eine zeitgerechte Einnahme noch einmal deutlich verbessern. Außerdem muss beispielsweise darauf geachtet werden, ob Medikamente vor oder nach den Mahlzeiten einzunehmen sind.

Die korrekte Einnahme Ihrer Medikamente ist entscheidend für deren Wirksamkeit und das Vermeiden unerwünschter Nebenwirkungen. Fragen Sie im Zweifelsfall nach, wenn Ihnen der Einnahmemodus nicht klar ist.

Letztendlich geht es in einer Arthrosetherapie auch immer darum, extreme und schädliche Belastungen für Ihr betroffenes Gelenk auszuschalten.

Tipps für Alltag und Beruf

Ziel Ihrer Arthrosetherapie ist, dass Sie Alltag und Beruf möglichst uneingeschränkt bewältigen. Das hängt natürlich entscheidend von Ihren individuellen Belastungen ab, so dass es schwierig ist, hier allgemeine Hinweise zu geben. Ein Bauarbeiter hat ganz andere als ein Büroangestellter und ein leidenschaftlicher Sportler andere als eine Leseratte. Ihre speziellen Anforderungen und Bedürfnisse sollten Sie mit Ihrem Arzt besprechen. Er kann am besten entscheiden, welche Aktivitäten möglich sind, wie man einzelne Belastungssituationen entschärfen kann und welche Hilfsmittel nützlich sind.
Hier einige allgemeine Tipps für die Gestaltung Ihres Arbeits- und Alltagslebens, die Ihren Gelenken gut tun werden:

- Organisieren Sie Ihren Tagesablauf so, dass Sie einen balancierten Wechsel von Aktivität und Erholung haben.
- Bei vorwiegend sitzender Tätigkeit sollten Sie regelmäßige Pausen einlegen, in denen Sie sich bewegen. Stehen Sie zum Telefonieren auf, überbringen Sie Nachrichten an Ihre Kollegen persönlich und nicht per Telefon oder E-Mail, machen Sie in der Mittagspause einen kleinen Spaziergang.
- Achten Sie auf ergonomische Sitz-, Arbeits- und Haushaltsgeräte, die Ihnen einen häufigen Haltungswechsel ermöglichen und körpergerecht sind.
- Planen Sie Ihren Wochenablauf so, dass Zeit für regelmäßige Bewegung bleibt. Ein fester Termin in einer Gruppe oder mit Freunden kann Ihnen dabei helfen.
- Achten Sie auf richtiges Schuhwerk. Schuhe mit hohen Absätzen verändern die Körperstatik und belasten Gelenke, solche mit dämpfender Sohle federn Stöße ab. Bei Fußdeformierungen muss über eine orthopädietechnische Versorgung nachgedacht werden.

- Vermeiden Sie Dauerpositionen jeglicher Art. Statische Haltungen belasten Ihre Gelenke.
- Trainieren Sie gelenkschonende Alltagsbewegungen. Richtiges Sitzen, Bücken, Heben, Tragen und Gehen schont Ihre Gelenke.
- Benutzen Sie bei Bedarf Unterarmgehstützen, wenn Sie sich unsicher fühlen oder Schmerzen haben.

Rat und Hilfe in der Gruppe

Vielen Patienten hilft es, sich im Umgang mit ihrer Erkrankung mit anderen Betroffenen auszutauschen. In nahezu allen Orten finden Sie Selbsthilfegruppen, in denen Leidensgenossen sich treffen. Das Gespräch in der Gruppe, die Erfahrungen anderer Betroffener und vielleicht sogar das gemeinsame Ergreifen bestimmter Maßnahmen wie regelmäßiges Bewegungstraining oder Gewichtsreduktion können Ihnen wesentliche Stütze, Ermutigung und Motivation geben. Auf Seite 175 sind Adressen aufgelistet, über die Sie Selbsthilfegruppen in Ihrer Nähe finden können.

Auch die Tipps für Alltag und Beruf zeigen es wieder: Sie selbst können viel dazu beitragen, um die Symptome von Arthrose zu lindern und das Fortschreiten Ihrer Erkrankung zu beeinflussen.

Aktuelles aus der Arthroseforschung

Ein wichtiger Faktor im besseren Umgang mit Ihrer Erkrankung ist für Sie, immer auf dem aktuellen Wissensstand zu sein und Entwicklungen aus Forschung und Praxis zu erfahren. Die medizinische Forschung schreitet immer schneller voran – auch mit neuen Erkenntnissen über die Entstehung von Arthrose, ihren Verlauf und Möglichkeiten der Prävention und Therapie. Gemeinsam mit Ihrem Arzt werden Sie Nutzen und Risiken neuer Verfahren abwägen und feststellen, ob sie für Ihren Behandlungsplan geeignet sind.

Hoffnung auf eine Heilungsmöglichkeit von Arthrose geben vor allem die raschen Fortschritte im Bereich Genetik, molekularbiologische Forschung und Tissue Engineering (Gewebezüchtung).

Hoffnung für die Zukunft

Neuentwicklungen sind immer mit Hoffnungen verbunden, aber nicht alle halten ihre Versprechen. Sie haben noch nicht die Überprüfung durch langjährige Erfahrung in der Praxis; also sollte man nicht jedem Trend unbedingt folgen. Ihr Arzt wird Ihnen bei der kritischen Überprüfung neuer Behandlungsmethoden helfen.
Die Forschung ist sehr darum bemüht, immer bessere Therapien für die Behandlung von Arthrose zu entwickeln. Trotz der enormen Fortschritte, die die Arthroseforschung in den letzten Jahren gemacht hat, sind viele Fragen zum Verständnis der Krankheitsentstehung noch offen. Solange aber kein umfassendes Wissen über die Ursachen von Arthrose vorhanden ist, beschränken sich die therapeutischen Möglichkeiten noch weitgehend auf eine Linderung ihrer Symptome. Ziel der Arthroseforscher ist es, Ansätze zu entwickeln, mit denen Arthrose wirksam vorgebeugt und sie endlich auch ursächlich beeinflusst und damit geheilt werden kann.

Den Genen auf der Spur

Wissenschaftler vermuten, dass ca. 25 bis 30 Prozent der Arthroseerkrankungen genetisch bedingt sind. Sie konnten einen Gendefekt identifizieren, der Kollagen beeinflusst, das ein wesentlicher Knorpelbestandteil ist. Eine genetisch bedingte Arthrose bricht meist schon in jungen Jahren aus. Der Gendefekt schwächt das Kollagen, wodurch der Knorpel anfälliger wird für Schädigungen und Verletzungen. Die Forschung bemüht sich darum, Diagnosemöglichkeiten zu entwickeln, die Menschen mit einem solchen Gendefekt identifizieren können. Sollte dies gelingen, könnten entsprechende Risikogruppen versuchen, durch Änderungen im Lebensstil ein Ausbrechen der Erkrankung zu verhindern oder zu verzögern.

Die Suche nach einer Prognose

Seit vielen Jahren wird versucht, Prognose- und Verlaufsfaktoren für Arthrose zu identifizieren, die zum einen der Früherkennung dienen können, mit deren Hilfe aber auch der Verlauf der Erkrankung eingeschätzt werden soll. Dabei wurden die typischen biochemischen Stoffwechselprodukte des Knochens und Knorpels und der Synovialmembran als mögliche Faktoren untersucht. Es wurde viel Hoffnung auf diese so genannten Marker gesetzt – leider ohne Erfolg, da sie nicht nur den Gelenkstoffwechsel bestimmen, sondern im gesamten Organismus zu finden sind und daher keine Rückschlüsse auf Arthrose bzw. ein einzelnes Gelenk zulassen. Zudem bestehen generell große individuelle Unterschiede in den Werten zwischen verschiedenen Personen bzw. auch bei einer Person zu unterschiedlichen Zeitpunkten. Eine individuelle Früh- oder Verlaufsdiagnostik ist daher bislang noch nicht möglich – aber die Suche geht weiter.

Prognose mit bildgebenden Verfahren

Auch moderne bildgebende Verfahren stehen im Fokus der Wissenschaft. Hier bieten Kernspintomographie und Knochenszintigraphie hoffnungsvolle Möglichkeiten (siehe Seite 42f.).

Wie Sie bereits erfahren haben, können mit diesen beiden Verfahren auch Veränderungen und Aktivität des subchondralen Knochens, die der Knorpelhöhenabnahme vorausgehen, dargestellt werden. Es wird angenommen, dass fehlende subchondrale Veränderungen ein Hinweis auf einen günstigeren Verlauf von Arthrose sein können. Dazu sind aber noch umfassende wissenschaftliche Untersuchungen nötig, die den exakten Zusammenhang zwischen diesen Veränderungen und Arthrose belegen. Erst wenn dies gelungen ist, können die Erkenntnisse für Vorbeugung und Therapie genutzt werden.

Es wird versucht, mit bildgebenden Verfahren die Entstehung von Arthrose noch frühzeitiger zu erkennen, um dem Abbau von wertvollem Knorpelmaterial so schnell wie möglich zu begegnen.

Sie sehen, dass die Suche nach Methoden, die Frühdiagnose, Abschätzung der Prognose sowie Verlaufskontrolle von Arthrose möglich machen, relativ weit fortgeschritten ist und weitergeht. Sollten sich biochemische oder bildgebende Diagnosekriterien finden, wäre dies besonders wertvoll für Frühintervention und Therapie.

Eine Kernspintomographie bietet darüber hinaus die Möglichkeit, die Aktivität des Knochenstoffwechsels der Osteophyten zu beurteilen; man kann bisher aber die Ergebnisse der entsprechenden Bilder noch nicht sicher deuten. Es scheint, dass eine hohe Signalintensität innerhalb der Osteophyten auf einen erhöhten Knochenstoffwechsel hindeutet, der ein schnelleres Fortschreiten von Arthrose anzeigen würde. Erst wenn dies sicher nachgewiesen ist, können anhand der Bilder prognostische oder therapeutische Rückschlüsse gezogen werden.

Knorpel aus dem Labor

Das Wunschziel molekularbiologischer Forscher ist die Wiederherstellung von Knochen und Knorpel durch Einbringung gentechnisch veränderter Zellen. Die Technik dazu steckt noch in den Kinderschuhen – es wird sicher etliche Jahre dauern, bis sie tatsächlich eingesetzt werden kann. Schon heute gibt es aber erste Ansätze für die Züchtung von Knorpel außerhalb des menschlichen Körpers, die so genannte autologe Chondrozyten-Transplantation (siehe auch Seite 96ff.).

Bei diesem sehr jungen Verfahren werden neue Knorpelzellen aus körpereigenem Knorpelmaterial im Labor gezüchtet und in das Gelenk transplantiert. Sein Nachteil: Im ersten operativen Eingriff zur Gewinnung von Knorpelzellen für die Transplantation muss ein Knorpeldefekt verursacht werden. Er erfolgt zwar an weniger belasteten Gelenkanteilen, bedeutet aber trotzdem eine Schädigung. Außerdem müssen die gewonnenen Knorpelzellen mehrere Wochen lang im Labor vermehrt werden, bis sie für die Transplantation in einem zweiten operativen Eingriff verfügbar sind. Das Verfahren verlangt vom Patienten auch viel Geduld während der langen Rehabilitationszeit.

Aus Bindegewebe mach Knorpel

Eine elegantere Methode ist die Züchtung von Knorpelzellen aus regenerationsfähigen Stammzellen. Das sind primitive, unspezifische Zellen, die sich in spezifische Zelltypen umwandeln können, wie Muskel- oder Knochenzellen. Stammzellen können z. B. aus dem Knochenmark, dem Bindegewebe oder eventuell sogar dem Fettgewebe erwachsener Spender gewonnen werden; die Entnahme ist also wesentlich einfacher und weniger belastend für den Spender. Die Stammzellen werden dann wie bei der autologen Chondrozyten-Transplantation im Labor in eine Zellkultur gegeben, wo sie zu Knorpelzellen reifen, die eine vergleichbare Qualität haben sollen wie der Originalknorpel.

Das Verfahren befindet sich noch in der Phase der Grundlagenforschung. Sollte es sich dort bewähren, muss es im Tiermodell überprüft werden, bevor daran zu denken ist, es beim Menschen einzusetzen. Es werden also sicherlich noch Jahre vergehen, bis diese Methode zur Verfügung steht. Außer Frage steht aber, dass die Zelltherapie in der Arthrosebehandlung an Bedeutung gewinnen wird und ein großer Hoffnungsträger ist.

Kein Grund zur Aufregung: Die umstrittenen embryonalen Stammzellen müssen für solche Therapieansätze nicht genutzt werden.

Neue Medikamente

Die Forschung versucht natürlich ebenfalls, immer bessere Medikamente zu entwickeln, die nicht nur die Symptome von Arthrose lindern, sondern auch direkt in den Krankheitsprozess eingreifen können. In der Experimentierphase ist momentan beispielsweise ein Antibiotikum, Doxycycline, das bestimmte Enzyme blockieren soll, die das Knorpelgewebe schädigen. In ersten Studien zeigen sich gute Ergebnisse, aber es müssen noch viele weitere folgen, bis der Effekt tatsächlich bewiesen ist.

Verbesserung bestehender Therapien

Es werden aber nicht nur neue diagnostische und therapeutische Verfahren entwickelt, sondern auch bestehende Methoden und Medikamente immer weiter verbessert. Man führt beispielsweise umfassende Studien zur Wirksamkeit von Glucosaminsulfat und Chondroitinsulfat durch, die wissenschaftlich einwandfrei belegen sollen, dass diese Substanzen tatsächlich den Knorpel schützen und aufbauen können.

Die alte Vorstellung, Arthrose sei nicht heilbar, wird irgendwann der Vergangenheit angehören. Die vorbeugenden, diagnostischen und therapeutischen Möglichkeiten werden immer besser – der Traum von der Heilung von Arthrose rückt der Wirklichkeit näher.

Ein Wort zum Schluss

Sie als Patient haben nun das Wissen, um Arthrose besser zu verstehen und selbstverantwortlich mit der Hilfe Ihres Arztes optimal damit umzugehen. Sie haben gesehen, dass Arthrose kein unabwendbares Schicksal ist, sondern dass Sie viel selbst dazu beitragen können, gut mit Ihrer Erkrankung zu leben und ein hohes Maß an Lebensqualität zu haben.

Falls Sie gar nicht selbst betroffen sind, sondern dieses Buch gelesen haben, weil ein Ihnen Nahestehender an Arthrose erkrankt ist, werden Sie ihn jetzt unterstützen, begleiten und motivieren können, um sein Leben mit Arthrose selbst in die Hand zu nehmen und mit einer positiven Einstellung durchs Leben zu gehen.

Sie haben dieses Buch gelesen, um zu erfahren, wie Sie Arthrose wirksam vorbeugen können? Das ist das Vernünftigste, was man tun kann: frühzeitig alle potenziellen beeinflussbaren Risikofaktoren aktiv und konsequent zu bekämpfen. Mit guter Gelenkpflege, möglichst von Kindesbeinen an, haben Sie die besten Chancen, Arthrose oder zumindest einen schwer wiegenden Verlauf zu vermeiden

Anhang

Glossar

Abrasion Operative Methode zur Bildung einer Bioprothese bei ausgedehnten Knorpelschäden. Durch eine flächige Anfräsung des Knorpels wird der Körper angeregt, selbst knorpelähnliches Material zu bilden, das den geschädigten Knorpel ersetzt.

ACE-Hemmer Medikamente, die in der Therapie von Herz-Kreislauf-Erkrankungen (Bluthochdruck, Herzinsuffizienz) eingesetzt werden

Acetylsalicylsäure (ASS) Eines der am weitesten verbreiteten nichtsteroidalen Antirheumatika (NSAR) mit schmerzstillender und entzündungshemmender Wirkung. Bei Langzeitgebrauch können schwer wiegende Nebenwirkungen an Magen und Nieren auftreten.

Achsenfehlstellung Fehlstellungen der Körperachse, z. B. in Form von X- oder O-Beinen, Wirbelsäulenverkrümmungen oder Hüftfehlstellungen. Die Folge ist eine Fehlbelastung der Gelenke und dadurch eine Überbelastung bestimmter Knorpelanteile. Risikofaktor für die Entstehung von Arthrose.

AC → Autologe Chondrozyten-Transplantation

Adduktion Heranführen einer Extremität an die Mittellinie des Körpers

Agonist Muskel, der eine bestimmte Bewegung ausführt. Agonist (Spieler) und → Antagonist (Gegenspieler) bilden eine funktionelle muskuläre Einheit in der Ausführung einer Bewegung. Beispielsweise Kniestrecker/Oberschenkelmuskulatur (M. quadrizeps) und Kniebeuger (Ischiocrurale Muskulatur): Bei der Kniestreckung ist die Oberschenkelmuskulatur der Agonist, der Kniebeuger der Antagonist, bei der Kniebeugung ist es umgekehrt.

Aktivierte Arthrose → Stadien der Arthrose

Akupunktur Aus der traditionellen chinesischen Medizin stammendes Therapieverfahren, bei dem mit feinen Nadeln spezifische Punkte am Körper stimuliert werden. Die Akupunktur lässt sich zur Aufhebung verschiedenster funktioneller Störungen und Schmerzzustände einsetzen.

Akuttherapie Therapie zur Behandlung aktueller Beschwerden.

Analgetika Schmerzmedikamente.

Anamnese Erfassen der Patientenvorgeschichte

Anlaufschmerz Schmerzen, die zu Beginn einer Bewegung auftreten, z. B. beim morgendlichen Aufstehen oder nach einer Ruhephase, die nach einiger Zeit der Bewegung verschwinden

Antagonist Gegenspieler zum → Agonisten

Anteversion Nach-vorne-Führen einer Extremität

Antikoangulantien Gerinnungshemmende Medikamente

Antioxidanzie Radikalefänger. Substanzen, die freien Sauerstoffradikalen entgegenwirken

Antiphlogistika Medikamente mit entzündungshemmender Wirkung

Arterielle Hypertonie Bluthochdruck; dauerhafte Erhöhung des Blutdrucks auf Werte von systolisch > 140 mmHg und diastolisch > 90 mmHg (Millimeter Quecksilbersäule)

Arthroskopie Gelenkspiegelung. Minimalinvasive Untersuchung eines Gelenkinnenraums mit einem schmalen optischen Gerät (Endoskop) zur Abklärung von Beschwerden und Symptomen im Gelenk und/oder zur Beseitigung oberflächiger Knorpelschäden (Gelenktoilette)

AT1-Antagonisten Medikamente, die in der Therapie von Herz-Kreislauf-Erkrankungen (Bluthochdruck, Herzinsuffizienz) eingesetzt werden

Ausschlussdiagnostik Diagnostik, die andere Erkrankungen ausschließt

Autogenes Training Entspannungsverfahren, bei dem durch verbale oder konzentrative Anweisungen Empfindungen von Schwere, Kühle, Wärme etc. vermittelt werden und sich somit eine umfassende körperlich-geistige Entspannung herbeiführen lässt

Autologe Chondrozyten-Transplantation Innovatives therapeutisches Verfahren, bei dem aus körpereigenem Knorpel im Labor neues Knorpelgewebe angezüchtet (→ Tissue Engineering) und dann in den schadhaften Knorpelbereich eingepflanzt wird

Bandagen Stabilisierende Schlingen zur Entlastung und zum Schutz eines Gelenks

Begleittherapie Unterstützende Therapie oder Behandlung von Begleiterkrankungen

Bewegungsbad Physiotherapeutische Anwendung mit Bewegungsübungen im Wasser

Bioprothesen Innovatives therapeutisches Verfahren, bei dem der Körper dazu angeregt wird, selbst knorpelähnliches Material zu bilden, das den geschädigten Knorpel ersetzt → Microfracturing, Abrasion

Bluttest Untersuchung des Blutes im Labor. Verschiedene Parameter im Blut geben Aufschluss über das Vorliegen spezieller Erkrankungen

Bouchardarthrose Arthrose der Fingermittelgelenke

Brennnesselextrakt Pflanzliches Medikament aus der Brennnessel, das entzündungshemmende und schmerzstillende Wirkung hat

Bursitis Schleimbeutelentzündung

Chirotherapie Heilmethode, bei der mit speziellen Handgriffen Störungen der Gelenkmechanik (z. B. Gelenkblockierungen) aufgehoben werden. Darf nur von Ärzten mit entsprechender Zusatzqualifikation ausgeführt werden.

Chondroitinsulfat Natürlicher Bestandteil des Knorpels, der ihm seine Struktur verleiht, für dessen Wasserbindungsfähigkeit verantwortlich ist und damit die Elastizität und Stoßfähigkeit des Knorpels bestimmt. Kann auch medikamentös ersetzt werden.

Chondropics Kleine Löcher, die in die blutführenden Schichten der Gelenkoberfläche im Zuge eines operativen Eingriffs, des → Microfracturings, geschlagen werden

Chondroprotektiva Knorpelschutzpräparate. Medikamente, die den Knorpel- und Gelenkstoffwechsel beeinflussen → Glucosaminsulfat, Chondroitinsulfat, Hyaluronsäure, Interleukin-1-Rezeptorenantagonisten

Chondrozyten Knorpelzellen. Bilden gelartige Masse, den Knorpel, und bestehen hauptsächlich aus Kollagenfasern und Proteoglykanen

Cold Packs Eispackungen

COX-2-Hemmer Neuartige nichtsteroidale Antirheumatika (NSAR), die wie die traditionellen NSAR entzündungshemmende und schmerzstillende Wirkung haben, aber deutlich weniger Nebenwirkungen insbesondere für den Magen aufweisen

Coxarthrose Arthrose des Hüftgelenks

Deformierung Verformung

Degeneration Fortschreitende Schädigung einer Struktur

Destruktion Zerstörung

D-Glukosaminsulfat → Glukosaminsulfat

Diadynamische Ströme Elektrotherapeutisches Verfahren. Reizströme mit Gleichstrom- und Impulsanteilen mit deutlich schmerzlindernder Wirkung

Diuretika Medikamente, die zu einer vermehrten Flüssigkeitsausscheidung führen. Werden teilweise eingesetzt bei der Behandlung von Herzinsuffizienz oder Ödembildungen

Doxycycline Ein noch in der Experimentierphase befindliches Antibiotikum, das bestimmte Enzyme blockieren soll, die das Knorpelgewebe schädigen

Dysbalance Ungleichgewicht

Dyspepsie Magen-Darm-Beschwerden mit Übelkeit und Erbrechen

Einlagen Orthopädisches Hilfsmittel in Schuhen zur Korrektur, Stützung oder Bettung von Fußdeformitäten oder -fehlstellungen

Elektrotherapie Physikalisches Verfahren, das elektrische Ströme therapeutisch nutzt

Endoprothese Künstliches Gelenk

Endoprothetische Versorgung Operativer Einsatz eines künstlichen Gelenks

Entspannungstechniken Verschiedene Verfahren zur Erzielung einer Entspannung, z. B. autogenes Training, progressive Muskelrelaxation nach Jacobson, Feldenkrais usw.

Ergonomie Arbeitswissenschaft. Die Ergonomie befasst sich u. a. mit der Arbeitsplatzgestaltung unter gesundheitlichen Aspekten.

Fango Gemisch aus Vulkangestein und Paraffin, das im Rahmen einer physiotherapeutischen Wärmebehandlung Durchblutungssteigerung, Schmerzlinderung und Muskelentspannung bewirkt

Fehlstellungen von Gelenken Abweichungen von physiologischen Gelenkstellungen, z. B. X- oder O-Beine

Feldenkrais-Methode Lernmethode, bei der durch eine Schulung der bewussten Bewegungsführung und initiierter Körper- und Umwelterfahrungen Entspannung, physiologische Bewegungsabläufe und Körpergefühl erzeugt werden

Femoropatellargelenk Kniegelenk mit den Gelenkpartnern Oberschenkelknochen, Unterschenkelknochen und Kniescheibe (Patella)

Fibromyalgie Chronische und generalisierte Schmerzerkrankung im Bereich der Muskulatur und des Bindegewebes

Freie Radikale: Atome, die bevorzugt große organische Moleküle einer Zelle angreifen, wie Proteine, Enzyme, Zellmembranen und das Erbgut. Können durch Antioxidanzien abgefangen werden

Fritz-Stock Handstock

Frühdiagnostik Diagnose einer Erkrankung im frühen Stadium

Funktionstest Prüfung der Funktionsfähigkeit von Muskeln und Gelenken, beispielsweise Finger-Boden-Abstand, Kniebeuge, Zehenspitzenstand u. a.

Galvanischer Strom Konstanter, nur in eine Richtung fließender Strom. Durchblutungssteigernde, schmerzlindernde und entzündungshemmende Wirkung, zellwachstumsfördernd. Kann auch zur tieferen Einbringung von Medikamenten in Salbenform (Iontophorese) und für Hydroelektrische Bäder (z. B. Stangerbad, Vierzellenbad) genutzt werden

Gangbild Bewegungsmuster des individuellen Gehens. Mit einer Ganganalyse wird das Gangbild anhand verschiedener Parameter wie Fußstellung, Fußbelastung, Abrollbewegung, Schrittlänge, -rhythmus, Spurbreite und Armeinsatz beurteilt und unphysiologische Bewegungsmuster identifiziert.

Gehhilfen Orthopädische Hilfsmittel zur Sicherung, Unterstützung und Entlastung während des Gehens (beispielsweise Fritz-Stock, Gehwagen, Unterarmgehstützen, Rollator, Vierfußgehstützen etc.)

Gelatine Nahrungsergänzungsmittel aus kollagenem Eiweiß, das dem körpereigenen Kollagen als wichtigste Nährstoffquelle für den Knorpel gleicht. Der tägliche Verzehr von zehn Gramm Gelatine kann den Knorpelstoffwechsel verbessern und somit einer Arthrose vorbeugen oder ihr Fortschreiten aufhalten.

Gelenkerguss Flüssigkeitsansammlung in einem Gelenk aufgrund von Verletzungen, Entzündungen, Degeneration oder Überlastungen

Gelenkinnenhaut Innere Schicht der Gelenkkapsel, die eine feste Hülle um die Gelenkpartner bildet und dem Gelenk Stabilität verleiht. Die Gelenkinnenhaut (synoviale Membran) hat die wichtige Aufgabe, Gelenkschmiere (synoviale Flüssigkeit) zu bilden.

Gelenkpunktion Bei einem → Gelenkerguss wird mit einer feinen Nadel die Flüssigkeit aus dem Gelenk herausgezogen. Dadurch wird das entlastete Gelenk beweglicher und weniger schmerzhaft. Daneben kann man je nach Beschaffenheit der Flüssigkeit (eitrig, blutig etc.) Rückschlüsse auf die Ursache des Gelenkergusses ziehen.

Gelenkschmiere Synoviale Flüssigkeit. Dünnflüssige Gelenkflüssigkeit, die von der Gelenkinnenhaut gebildet wird, dem Knorpel seine lebenswichtigen Nährstoffe zur Verfügung stellt und für eine reibungslose Bewegung der Gelenkpartner sorgt.

Gelenkspiegelung → Arthroskopie

Gelenktoilette → Arthroskopie

Genetik Durch Vererbung zustande kommende Eigenschaften und damit zum Teil auch Krankheiten eines Lebewesens

Gicht Erkrankung mit anfallsweise auftretenden Gelenkentzündungen, die stoffwechselbedingt ist und durch Aufnahme purinreicher Lebensmittel (Leber, Innereien, Fleisch, Spinat, Bohnen, Pilze u. a.) ausgelöst werden kann. Bei Gicht setzen sich Harnsäurekristalle an Gelenken, Sehnen und Bändern fest. In ca. 50 Prozent aller Fälle ist das Großzehengrundgelenk betroffen.

Glukokortikoide Medikamente, die dem natürlich im Körper gebildeten Hormon Kortison verwandt sind. Dieses Hormon hat u. a. starke antientzündliche Wirksamkeit. In der Therapie von Arthrose wird im indizierten Fall das Medikament direkt in das Gelenk gespritzt (intraartikuläre Glukokortikoidinjektion), damit es dort direkt am Ort des Geschehens wirken kann. Dadurch und durch die Entwicklung nebenwirkungsarmer Substanzen müssen Patienten nicht mit den gefürchteten Kortisonnebenwirkungen rechnen.

Glykosaminoglykane Bestandteil der Knorpelmatrix, der mit dafür sorgt, dass die Proteoglykane, die Hauptbestandteile, an der Matrix festhalten. Bilden zusammen mit Hyaluronsäure und Chondroitinsulfat ein Gerüst, an das die Proteoglykane sich anheften können.

Gonarthrose Arthrose des Kniegelenks

Hallux valgus Verformung der Großzehe mit einer seitlichen Abweichung im Grundgelenk. Risikofaktor für die Entstehung von Arthrose am Großzehengelenk

Heberdenarthrose Arthrose der Fingerendgelenke

Herzinsuffizienz Leistungsschwäche des Herzes mit verschiedenen Schwerestadien

Hochfrequenztherapie Elektrotherapeutisches Verfahren, zu dem die Kurz-, Ultrakurz- und Mikrowelle zählen. Bei der Hochfrequenztherapie werden elektromagnetische Felder erzeugt, die zu einer Wärmebildung in der betroffenen Region führen. Die Wirkung ist Durchblutungssteigerung, Schmerzlinderung, Muskelentspannung und Stoffwechselsteigerung

Homöopathie Von Samuel Hahnemann entwickeltes medikamentöses Therapieverfahren, bei dem Substanzen meist in sehr niedriger Dosierung (so genannte Potenzen) eingesetzt werden, die in hohen Dosierungen den Krankheitserscheinungen ähnliche Symptome hervorrufen würden. Der Nachweis für eine Wirksamkeit der Homöopathie ist bisher noch nicht erbracht.

Hyaluronsäure Hauptbestandteil der synovialen Flüssigkeit und wichtiger Bestandteil des Knorpels. Hyaluronsäure ist mitverantwortlich für die Regulation von Schmierung, Gleitfähigkeit und Stoßdämpfung im Gelenk und spielt damit eine große Rolle für einen reibungslosen und schmerzfreien Bewegungsablauf. Kann medikamentös ersetzt werden und gehört zur Gruppe der Chondroprotektiva.

Indikation Grund zur Verordnung eines bestimmten diagnostischen und therapeutischen Verfahrens in einem definierten Krankheitsbild. Das Gegenteil ist die → Kontraindikation.

Infrarotbestrahlung Ultrarotlichtbestrahlung. Elektrotherapeutisches Verfahren, bei dem elektromagnetische Wellen erzeugt werden, die man als Wärme empfindet, mit schmerzstillender, muskelentspannender und durchblutungsfördernder Wirkung

Inspektion Untersuchung des Patienten durch äußerliches Betrachten von Haltung, Bewegung und äußerlich sichtbaren Körperzeichen

Interleukin-1-Rezeptorantagonisten Körpereigene Substanz, die dem Interleukin-1 entgegenwirkt. Interleukin-1 sind Entzündungsstoffe im Körper, von denen angenommen wird, dass sie maßgeblich an der Entstehung und Fortschreitung von Arthrose beteiligt sind. In der Biotechnologie wurde daher ein innovatives therapeutisches Verfahren entwickelt, mit dem die Interleukin-1-Rezeptorantagonisten als Widersacher der schädlichen Interleukin-1 vermehrt werden und so ein natürlicher Schutzmechanismus gegen Arthrose aufgebaut werden soll. Die Therapie mit Interleukin-1-Rezeptorantagonisten wird Orthokin®-Therapie genannt und gehört zu den Chondroprotektiva.

Intraartikulär In einem Gelenk liegend oder in ein Gelenk gehen (z. B. intraartikuläre Injektion)

Iontophorese Elektrotherapeutisches Verfahren, bei dem gezielt mit → galvanischem Strom eine medikamentöse Substanz durch die Haut eingebracht wird

Ischiocrurale Muskulatur Kniebeugende Muskulatur an der Rückseite des Oberschenkels

Isokinetisches Training Krafttraining an speziellen Geräten, die nur die Geschwindigkeit vorgeben, der Widerstand wird durch den Patienten gesteuert. Es ermöglicht somit ein sehr sicheres und effizientes Krafttraining.

Kältetherapie Kryotherapie. Therapeutische Anwendung von lokaler Kälteapplikation zur Heraufsetzung der Schmerzschwelle und Herabsetzung der Erregbarkeit der Nervenleitgeschwindigkeit. Schmerzlindernd, durchblutungsfördernd, abschwellend

Kardioprotektive Prävention Maßnahmen zur Vorbeugung von Herz-Kreislauf-Erkrankungen

Kardiovaskuläre Erkrankungen Erkrankungen des Herz-Kreislauf-Systems und der Gefäße

Keratansulfat Natürlicher Bestandteil des Knorpels, für dessen Stoffwechsel entscheidend

Klinische Diagnostik Diagnosefindung auf Basis typischer Konstellationen von Krankheitssymptomen und -verlauf durch Befragung (→ Anamnese), Inspektion und Funktionsanalyse

Knieschule Unter fachlicher Anleitung durchgeführtes Haltungs- und Verhaltenstraining in der Gruppe, bei dem spezielle Übungen für das Knie, Haltungsübungen und -techniken zur Prävention und Therapie von Kniebeschwerden durchgeführt werden

Knochenstoffwechsel, subchondraler Auf- und Abbauvorgänge des Knochens und Knorpels

Knorpelglatze Großflächiger Abrieb des Knorpels bis auf den darunter liegenden Knochen

Knorpelshaving shaving = rasieren. Arthroskopische Glättung von geschädigtem Knorpelgewebe

Kollagen Hauptbestandteil des Knorpels, das das Gerüst des Knorpels darstellt und dem Knorpel Stabilität und Struktur verleiht

Kompensationstechnik Bewegungen bzw. Bewegungstechniken zum Ausgleich gestörter Funktionen

Komplementäre Behandlungsverfahren Die klassische westliche Schulmedizin ergänzende Therapieverfahren

Kontraindikation Gegenanzeige. Grund, ein bestimmtes therapeutisches Verfahren nicht anzuwenden → Indikation

Kontraktur Verkürzung der Muskulatur mit langfristigen Folgen: Bewegungseinschränkungen, Verspannungsschmerzen, Haltungsänderungen

Kortison → Glukokortikoide

Krepitationen (lat. crepitare = rasseln, knirschen) Knirschen oder Knacken im Gelenk bei Bewegung, was auch teilweise gespürt werden kann

Lavage (franz. laver = waschen, reinigen) Gelenkspülung

Manifeste Arthrose → Stadien von Arthrose

Manuelle Therapie Umfasst spezielle diagnostische und therapeutische Handgriffstechniken für Ärzte und Physiotherapeuten zur Behandlung funktioneller, schmerzhafter Störungen des Bewegungsapparats. Erfordert eine Zusatzausbildung des Therapeuten

Meniskus Scheiben- bzw. ringförmiger Zwischenknorpel aus Faserknorpel, z. B. im Kniegelenk

Microfracturing Operative Methode zur Bildung einer Bioprothese bei ausgedehnten Knorpelschäden. Mit → Chondropics wird der Körper angeregt, selbst knorpelähnliches Material zu bilden, das den geschädigten Knorpel ersetzt.

Minimalinvasive Verfahren Operative Verfahren mit möglichst geringfügiger Zerstörung von Gewebe → Arthroskopie

Mobilisationstechniken → Manuelle aktive und passive Techniken zur Verbesserung der freien, schmerzlosen Beweglichkeit

Molekularbiologie Diese Wissenschaft umfasst die Lebensvorgänge im Molekularbereich sowie deren genetische Grundlagen der Vererbung, des Mutierens, des Austauschs von Erbinformationen und der Evolution.

Monozyten Blutzellen, die zur Gruppe der weißen Blutkörperchen gehören. Bilden → Interleukin-1-Rezeptorantagonisten

MRT Magnetresonanztomographie, auch Kernspintomographie genannt. Bildgebendes computergestütztes Verfahren, bei dem ein elektrisches Spannungsfeld aufgezeichnet wird, das nach Anregung in den Geweben durch ein starkes magnetisches Feld zustande kommt. Mit der MRT können alle Strukturen des Gelenks, inklusive Veränderungen des subchondralen Knochens und des umliegendes Weichteilgewebes, sichtbar gemacht werden.

Muskelatrophie Muskelschwund, Verlust von Muskelmasse

Muskelfunktionsanalyse Bei der Muskelfunktionsanalyse wird über spezifische Tests eine Abschwächung oder Verkürzung spezieller Muskeln bzw. Muskelgruppen festgestellt.

Muskelkontraktion Zusammenziehen eines Muskels, z. B. durch Anspannen, zur Bewegungsausführung

Muskelstatus Prüfung der Funktion eines oder mehrerer Muskeln → Muskelfunktionsanalyse

Muskuläre Dysbalance Ungleichgewicht zwischen Muskeln bzw. → Agonisten und → Antagonisten. Führt zu Funktionsstörung, Fehlhaltung, unphysiologischen Bewegungsmustern und langfristig zu Überlastungen und Schäden an Muskeln, Sehnen, Bändern und Knorpel

Nahrungsergänzungsmittel Ergänzen die in der natürlichen Nahrung vorhandenen Nährstoffe, z. B. Vitamine, Spurenelemente, Mineralien, Gelatine etc.

Nekrose Morphologische Veränderung von Zellen und Gewebe, Zelltod

NSAR Nichtsteroidale Antirheumatika. Analgetika mit zusätzlicher entzündungshemmender Wirkung → Acetylsalicylsäure

Omarthrose Arthrose des Schultergelenks

Opioid-Analgetika Hochwirksame Schmerzmittel, die bei mittleren bis starken akuten und chronischen Schmerzen eingesetzt werden. Sie besetzen bestimmte Rezeptoren (Opioidrezeptoren), die für die Schmerzentstehung und -verarbeitung von Bedeutung sind. Bei bestimmungsgemäßem Gebrauch besteht keine Suchtgefahr.

Organtoxizität Vergiftung, Angriff von Organen durch Substanzeinfluss

Orthesen Orthopädische Heil- und Hilfsmittel zum Funktionsausgleich eines gestörten Bewegungsapparats, beispielsweise Schienen, Bandagen, Korsette, Stützmieder, Spreizhosen etc.

Osteotomie Operative Durchtrennung von Knochen, um Fehlstellungen auszugleichen. Auch als Umstellungs- oder Korrekturosteotomie bezeichnet

Osteophyten Meist reaktive Knochenneubildung in Form von Randzacken, flächenhaften Auflagerungen, Spangen oder Höckern infolge entzündlicher und arthrotischer Prozesse

Osteoporose Krankhafte Verminderung des Knochengewebes; der Knochen wird porös. Die Folge sind Schmerzen, Knochenbrüche und Haltungsveränderungen. Besonders gefährdet sind Frauen nach der Menopause.

Palpation Untersuchung durch Betasten

Pharmakotherapie Therapie mit Medikamenten

Physikalische Therapie Behandlung gestörter physiologischer Funktionen durch gezielte Ausnutzung der Wirkung von Elektrizität, Wärme und Kälte, Luft, Wasser, Heilquellen → Physiotherapie

Physiologische Stellung Natürliche, der Anatomie entsprechende Körperhaltung, Gelenkstellung

Physiotherapie Behandlung gestörter physiologischer Funktionen mit physikalischen Mitteln wie Wasser (Hydrotherapie), Wärme und Kälte (Thermotherapie), Licht (Fototherapie), Luft (Klimatherapie), Elektrizität (Elektrotherapie), mit dynamischen Kräften (Krankengymnastik, Ergotherapie) und Heilquellen (Balneotherapie)

Phytopharmaka Medikamente auf pflanzlicher Basis

Postoperativ Zeit nach einer Operation

Prävention Vorbeugende Maßnahmen. Primäre Prävention: Ausschaltung gesundheitsschädigender Faktoren vor der Krankheitsentstehung. Sekundäre Prävention: Sicherstellung frühestmöglicher Diagnose und Therapie von Krankheiten zur Vermeidung eines Fortschreitens der Erkrankung bzw. ihrer Verschlimmerung. Tertiäre Prävention: Rehabilitation, Begrenzung bzw. Ausgleich von Krankheitsfolgen

Primäre Arthrose Entstehung von Arthrose ohne ersichtlichen Grund. Die Ursachen sind noch nicht vollständig aufgeklärt. Es können biologische und konstitutionelle Faktoren wie angeborene Fehlstellungen der Gelenke eine Rolle spielen, aber auch genetische Faktoren.

Progressive Muskelrelaxation nach Jacobson Entspannungsverfahren, bei dem durch bewusste Anspannung und Entspannung der Muskulatur Entspannung und besseres Körpergefühl erreicht werden

Prostaglandine Gruppe von hormonähnlichen Substanzen, die u. a. für die Entstehung von Entzündungen und Schmerzen verantwortlich sind

Proteine Eiweiße. Haben für verschiedene Funktionen des Organismus ausschlaggebende Bedeutung

Proteoglykane Hauptbestandteil der Knorpelmatrix, die die Kollagenfasern zusammenhalten. Durch ihre hohe Wasserbindungsfähigkeit sind sie für die stoßdämpfende Eigenschaft und die Elastizität des Knorpel mitverantwortlich.

Pulsierende Signaltherapie (PST®) Spezielles elektrotherapeutisches Verfahren, das über die Erzeugung spezifischer elektromagnetischer Felder die Selbstheilungskräfte des Körpers anregt und die Regeneration von Knorpelgewebe stimuliert.

Qi Gong Bewegungsform aus dem asiatischen Raum zur Entspannung und Schulung des Körpergefühls

Quadrizeps Kniestreckmuskulatur, vordere Oberschenkelmuskulatur

Radiologische Untersuchung Ausnutzung spezifischer Strahlungen zur bildgebenden Diagnostik, wie beispielsweise Röntgen und Nukleardiagnostik

Radionuklide Werden in der Nuklearmedizin für diagnostische Zwecke, z. B. bei der Knochenszintigraphie, als Kontrastmittel eingesetzt oder in der Therapie, z. B. bei der → Radiosynoviorthese, gespritzt

Radiosynoviorthese Therapieverfahren bei resistenten Entzündungszuständen. Dazu werden Radionuklide in das betroffene Gelenk gespritzt. Sie bestrahlen die Gelenkinnenhaut, die oberste Schicht wird abgetragen und verschorft. Der Effekt ist eine Deaktivierung der Gelenkinnenhaut; der zerstörerische Entzündungsprozess wird gestoppt.

Resistente Entzündungszustände (lat. resistere = widerstehen) Dauerhafte, hartnäckige, schwer therapierbare Entzündungszustände

Retardpräparate Medikamente mit verzögertem Wirkungseintritt, mit denen eine Langzeitwirkung erreicht wird

Rheumatoide Arthritis Entzündliche Allgemeinerkrankung mit meist chronischem, voranschreitendem Verlauf mit zum Teil ausgeprägten Schüben und noch ungeklärter Ursache. Ihre Symptome sind ähnlich wie bei Arthrose, aber die Entzündung steht im Vordergrund des Krankheitsgeschehens. Besonders häufig von rheumatoider Arthrose betroffen sind die Finger- und Zehengelenke.

Robodoc Operatives Verfahren des Endoprotheseneinsatzes mit Unterstützung durch einen Roboter

Röntgendiagnostik Bildgebendes Verfahren, bei dem durch elektromagnetische Wellen Knochengewebe dargestellt werden kann. Standardverfahren für die Arthrosediagnostik, da mit dem Röntgen Veränderungen des Gelenkspalts sichtbar gemacht werden können. Knorpel, Bänder oder andere Weichteile lassen sich mit Röntgen dagegen nicht sichtbar machen.

Röntgenreizbestrahlung Therapieverfahren bei resistenten Entzündungszuständen. Das arthrotische Gelenk wird hoch dosierten Röntgenstrahlen ausgesetzt, die die entzündungsvermittelnden Zellen zerstören. Der Stoffwechsel wird normalisiert, Schmerzen werden reduziert. Dieses Verfahren wird meist bei älteren, inoperablen Patienten durchgeführt.

Rückenschule Unter fachlicher Anleitung durchgeführtes Haltungs- und Verhaltenstraining in der Gruppe, bei dem Informationen vermittelt und spezielle Übungen für den Rücken sowie Haltungsübungen und -techniken zur Prävention und Therapie von Rückenbeschwerden praktiziert werden

Salicin Vorstufe der Salicylsäure. Wird erst im Darm zu Salicylsäure umgewandelt; daher besteht eine bessere Verträglichkeit. Hauptbestandteil von → Weidenrindenextrakten

Schienen → Orthesen

Schmerzrezeptoren Empfangs- und Aufnahmeeinrichtungen des Organismus für die Schmerzerfassung und -verarbeitung

Schonhaltung Ausweichende Haltung zur Vermeidung von Schmerzen und Funktionseinbußen bei Verletzungen, Schäden und Funktionsstörungen

Schwellstrom Elektrotherapeutisches Verfahren, bei dem die Stromstärke rhythmisch zu- oder abnimmt. Die Wirkung besteht in einer Reizung der Muskulatur mit anschließender Aktivierung; daher wird die Schwellstromtherapie beispielsweise bei Atrophien (Rückbildung) der Muskulatur eingesetzt.

Sekundäre Arthrose Arthrose, für deren Entstehung eine spezifische Ursache zu identifizieren ist. Faktoren für die Entstehung sekundärer Arthrosen sind Alter, angeborene Fehlstellungen der Gelenke, Über- und Fehlbelastung, Bewegungsmangel, Übergewicht, Stoffwechselstörungen, entzündliche Gelenkprozesse sowie Vererbung.

Sekundärphänomen Nicht leitendes, zweitrangiges Phänomen einer Erkrankung

Skelorisierung Verknöcherung

Spreizfuß Überlastungsbedingte Deformität des Fußes mit Einsenkung des Fußquergewölbes und Verbreiterung des Vorfußes. Häufig kombiniert mit Plattfuß und → Hallux valgus.

Stadien von Arthrose Man unterscheidet drei Stadien: 1. Stumme oder latente Arthrose: Der Patient verspürt keine oder wenig Beschwerden, auf dem Röntgenbild zeigen sich aber bereits erste degenerative Veränderungen. 2. Aktivierte Arthrose: entzündliches Stadium der Arthrose mit möglicher Ergussbildung und Schmerzen. 3. Manifeste Arthrose: Der Patient leidet unter Dauerschmerzen, die Arthrose verliert ihren typischen dynamischen Verlauf und dekompensiert.

Stammzellen Primitive, unspezifische Zellen, die sich zu spezifischen Zellen entwickeln können, beispielsweise Muskel- oder Knochenzellen. Adulte Stammzellen werden aus dem Knochenmark, dem Binde- oder Fettgewebe erwachsener Spender gewonnen, die heftig umstrittenen embryonalen Stammzellen aus Embryonen. Die Forschung mit Stammzellen verspricht zahlreiche Möglichkeiten für die Therapie vieler bisher nicht heilbarer Krankheiten wie auch von Arthrose.

Standardreferenzdaten Normdaten, die aus der Ansammlung einer großen Anzahl repräsentativer Vergleichsdaten gewonnen werden

Stauchschmerz Schmerzen, die entstehen, wenn der Körper gestaucht wird, z. B. bei der Landung aus einem Sprung, dem Abbremsen einer Bewegung o. a.

Stumme (latente) Arthrose → Stadien von Arthrose

Supplementieren Ergänzen, ersetzen

Symptome Krankheitszeichen

Symptomatologische Wirkung Therapieeffekt auf die direkten Krankheitszeichen

Synovialis → Gelenkinnenhaut

Synoviale Flüssigkeit → Gelenkschmiere

Synovialuntersuchung Untersuchung der Gelenkschmiere → Gelenkpunktion

Szintigraphie Nuklearmedizinisches bildgebendes Verfahren unter Verwendung kurzlebiger → Radionuklide. Bei der Knochenszintigraphie wird ein radioaktives Kontrastmittel gespritzt, das entzündetes oder krankhaft verändertes Gewebe stärker durchblutet als gesundes, so dass andere Erkrankungen wie beispielsweise Tumorbildungen oder entzündlich-rheumatische Erkrankungen ausgeschlossen werden können. Wird daher nur in Einzelfällen als Ausschlussdiagnostik eingesetzt.

Tai Chi Bewegungsform aus dem asiatischen Raum zur Entspannung und Schulung des Körpergefühls

Tendinitis Entzündung von Sehnen

TENS → Transkutane elektrische Nervenstimulation

Teufelskrallerwurzelextrakt Pflanzliches Medikament aus der afrikanischen Teufelskralle mit schmerz- und entzündungshemmender Wirkung

Tissue Engineering Innovatives Verfahren der Gewebeneuzüchtung/Gewebekultivierung im Labor aus körpereigenem (autologem) Gewebe oder aus Stammzellen

Topische Arzneimittel Arzneimittel, die auf die Haut aufgetragen werden, wie z. B. Salben, Cremes etc.

Traktionsbehandlung Mobilisierende Technik aus der → manuellen Therapie, bei der durch Zug die Gelenkpartner voneinander entfernt werden und damit die Mobilität/Beweglichkeit wiederhergestellt wird

Transkutane elektrische Nervenstimulation Elektrotherapeutisches Verfahren, bei dem durch niederfrequente Impuls- und Gleichströme eine deutliche Schmerzlinderung erreicht wird. Die TENS lässt sich auch in der Heimbehandlung einsetzen.

Tumorbildung Bildung von Geschwulsten (bös- und gutartig)

Ultraschall Bildgebendes Verfahren, mit dem Weichteile im Körper (in Bezug auf Arthrose Sehnen, Muskeln und Gelenkkapsel) dargestellt werden können. Ultraschall wird besonders häufig eingesetzt zur Identifikation von Gelenkergüssen.

Viskosität Zähigkeit, Schmier- und Gleitfähigkeit einer Substanz, innere Reibung einer Flüssigkeit

Viskosesupplementierung Kennzeichnende Namensgebung der Therapie mit Hyaluronsäure, da die natürliche Hyaluronsäure die Viskosität der Gelenkschmiere bestimmt und mit der Injektion von Hyaluronsäure dieser natürliche Effekt ersetzt (supplementiert) wird

Vitamine Substanzen, die der Körper nicht selbst synthetisieren kann, die aber lebenswichtig sind. Vitamine müssen daher mit der täglichen Nahrung aufgenommen oder durch spezielle Vitaminpräparate ersetzt (supplementiert) werden.

Wärmetherapie Therapeutische Anwendung von lokaler Wärme zur Muskelentspannung, Schmerzlinderung und Durchblutungssteigerung. Sie ist allerdings nicht indiziert bei akuten Entzündungen. Wärmeanwendungen sind beispielsweise Fango- oder Moorpackungen, heiße Rolle etc.

Wechseloperation Austausch einer Endoprothese aufgrund von Lockerungen, Verschleiß etc.

Weidenrindenextrakt Pflanzliches Medikament aus Weidenrinde mit einem hohen Gehalt an → Salicin. Schmerzlindernde und antientzündliche Wirkung

WHO World Health Organization

Zelltherapie → Tissue Engineering

Wichtige Adressen

Deutsche Arthrose-Hilfe e. V.
Postfach 110551
60040 Frankfurt
Tel.: 0 68 31/94 66-77
Fax: 0 68 31/94 66-78
- E-Mail: service@arthrose.de
- Internet: www.arthrose.de

Deutsche Rheuma-Liga e. V.
Bundesverband
Maximilianstraße 14
53111 Bonn
Tel.: 02 28/7 66 06 11
Fax: 02 28/7 66 06 20
- E-Mail: bv@rheuma-liga.de
- Internet: www.rheuma-liga.de

Deutsches Arthrose-Forum
(Internet-Selbsthilfegruppe von Arthrosebetroffenen)
Kopernikusallee 56
75175 Pforzheim
- Internet: www.deutsches-arthrose-forum.de

Arthrose-Selbsthilfe Eckard K. Fisseler
Am Mühlenberg 2
34587 Felsenberg
Tel./Fax: 0 56 62/23 52

Deutsches Grünes Kreuz e. V.
Beratungstelefon zum Thema Arthrose
Tel.: 0 64 21/29 32 90 (mittwochs, 16 bis 20 Uhr)

Bundesverband Deutsche Schmerzhilfe e. V.
Sietwende 20
21720 Grünendeich
Tel.: 0 41 42/81 04 34
Fax: 0 41 42/81 04 35
- E-mail: schmerzhilfe@t-online.de
- Internet: www.schmerzselbsthilfe.de

Arbeitsgemeinschaft Endoprothetik e. V.
Merzhauser Straße 112
79100 Freiburg
Tel.: 07 61/4 58 41 01

- www.aerztlichepraxis.de

Das Online-Magazin für Arzt und Patient

- www.gesundheitpro.de

Der Online-Service von »Apotheken Umschau« und »Gesundheit«

- www.br-online.de/umwelt-gesundheit/sprechstunde/themen

Die bekannte Sendung des Bayerischen Rundfunks im Internet

Literatur

Feldweg, Theodor: Arthrose – heilbar. Erfolgreiche Behandlung von Gelenk- und Rückenversteifung. Naglschmid/Edition Heinrich Schwab. Stuttgart 2002

Hoffbauer, Gabi: Arthrose wirksam behandeln. Medizinische Grundlagen verständlich erklärt. Wirksame Naturheilverfahren und Selbsthilfemaßnahmen. Midena. München 2000

Leibold, Gerhard: Arthritis und Arthrose. Ursachen, Symptome, ganzheitliche Behandlung. Jopp/Oesch. Zürich 2001

Reisky, Peter: Arthrose richtig behandeln. Sinnvoll vorbeugen, beweglich bleiben. Ratgeber Ehrenwirth. Bergisch Gladbach, 3. Aufl. 1997

Tempelhof, Siegbert: Gesunde Gelenke. Schmerzfrei und beweglich. Gräfe und Unzer. München 2003

Theodosakis, Jason/Adderly, Brenda/Fox, Barry: Die Arthrose-Kur. Endlich ist Heilung möglich! Die sensationelle Behandlungsform ohne Nebenwirkungen. Mosaik bei Goldmann. München 2000

Thomann, Klaus-Dieter: Wirksame Hilfe bei Arthrose. Trias. Stuttgart 1998

Wessinghage, Dieter/Leeb, Isolde: Arthrose. Was tun bei Gelenkverschleiß? Wort & Bild Verlag. Baierbrunn, 4. überarb. Aufl. 2002

Bildnachweis

Corbis, Düsseldorf: 102 (Kormann); Ernst Beat, Basel (CH): 72 o., 73; gettyimages, München: 51 (Jorg Greuel); Jump, Hamburg: 133 Mi., 133 u. (M. Sandkühler); Mauritius, Mittenwald: 3, 43 o. (Phototake); Medicalpicture, Köln: 014 (Medicalart), 43 u. (medixtra), 106 (Schmidt); Orthopress (im FIWA Verlag), Köln: 44; Orthotech, Gauting: 87; Proxomed, Alzenau: 76; Schwa Medico, Ehringshausen: 80; Signal Medizin, München: 83; Südwest Verlag, München: 2, 111, 115 (N. Olonetzky), 72 u. (Joachim Heller), 127 (M. Holz), 133 o. (S. Eisend); Superbild, München: 11 (H. Schmidbauer), 31 (Phanie), 42 (B.S.I.P.); Zentner Orthopädie, Rodgau: 84, 85

Illustrationen:
Moga Veronika, München: 12, 15, 16, 17, 21, 49, 98, 124, 125, 147, 148, 150; Südwest Verlag, München: 48 (Roger Kausch), 40, 140 (Grafik/N.N.)

Impressum

Genehmigte Lizenzausgabe für Verlagsgruppe Weltbild GmbH, Steinerne Furt, 86167 Augsburg

Redaktion und Projektleitung: Nicola von Otto
Bildredaktion: Sabine Kestler
Innenlayout: Zero, München
Umschlaggestaltung: Waldmann & Weinold, Kommunikationsdesign, Augsburg
Umschlagmotiv: onoky
Gesamtherstellung: Offizin Andersen Nexö Leipzig GmbH, Zwenkau
Printed in the EU

ISBN 978-3-8289-3560-0

2009 2008
Die letzte Jahreszahl gibt die aktuelle Lizenzausgabe an.

Hinweis
Das vorliegende Buch ist sorgfältig erarbeitet worden. Dennoch erfolgen alle Angaben ohne Gewähr. Weder Autor noch Verlag können für eventuelle Nachteile oder Schäden, die aus den im Buch gegebenen praktischen Hinweisen resultieren, eine Haftung übernehmen.

Register

Abduktoren 121
Abrasion 95f.
ACE-Hemmer 58
Acemetacin 59
Achsabweichung 37
Achsenfehlstellungen 28, 38, 86
Achsenkorrigierende Maßnahmen 99f.
Adipositas 140
Agonisten 21, 136
Aktren® 57
Akupunktur 89f., 114
Alkohol 58
Alkoholumschläge 79
Alltag 23, 77
– und Beruf (Tipps) 152f.
Alltagsaktivitäten meistern 132
Allya® 72
Alter 23
Amuno® 57
Analgetika 53f., 56
Analogskala nummerische/visuelle 39
Anamnese 18, 36
Anlaufschmerz 19, 21, 123, 148
Anspannung, bewusste 20
Antagonisten 21, 136
Anteversion 41
Antibiotikum 137
Antioxidanzien 92
Antiphlogistika 54, 56
Aquagymnastik 133f., 138
Arbeitsplatz, unergonomischer 28
Arbeitsplatzanalyse 28
Arthrose
– aktivierte (entzündete) 37, 52, 59, 108
– Definition 12
– Entstehung 23
– Häufigkeit 15
– individuelle Behandlung 9
– manifeste 37, 52
– Stadien 16ff., 37
– stumme (latente) 37, 52 112
– und Kinder 14, 25
– Vorbeugung 8f., 24, 27ff.
Arthroseforschung, aktuelle 153f.
Arthrosemanagement 23, 128ff.
Arthrosestillstand 118
Arthrosetagebuch 33, 35
Arthroseteam 24, 33, 128
Arthrosetherapie, Säulen der 53
Arthroskopie 46, 94f., 116, 122f.
Arztbesuch, Vorbereitung 35
Arzt-Patienten-Beziehung 33f.
Arztwahl 8f., 24, 32ff., 128
Aspirin 57, 73
ASS (Acetylsalicylsäure) 57, 59f., 73
Assalix® 73
AT1-Antagonisten 58
Aufbautraining 96, 105
Aufstehen, richtiges 148
Augen 47
Ausdauertraining 138
Ausgleichshaltungen 77
Ausgleichssport 26
Ausgleichstraining, krankengymnastisches 26
Autogenes Training 144
Autologe Chondrozyten-Transplantation (ACT) 96f., 122

Badminton 134
Balancestühle 147
Ballen(Mittelfuß-)rolle 86
Bandagen 29, 85f.
Bänder 12, 32, 47f., 104
Bänderverletzungen 18, 43
Basketball 133f.
Bauchmuskulatur 136
Behandlungsplan 32, 52
Beinlängendifferenzen 28
Belastung 26, 131
Belastungsschmerz 19
Bergsteigen 134
Beruf 23 → Alltag und Beruf
Beschwerden
– deutliche 19, 23, 35
– kontrollieren 128
Beweglichkeit testen 39
Beweglichkeitsübungen 135f.
Bewegung 13, 23ff., 29, 113, 128, 131
– Wirkung 132
Bewegungen, zyklische 138
Bewegungsabläufe, falsche 15
Bewegungsbad 76
Bewegungsdrang, natürlicher 25
Bewegungseinschränkungen 17, 19, 21, 32, 115
Bewegungsformen, belastungsarme 131
Bewegungsmangel 22f., 113
Bewegungsschulung 77f.
Bewegungstraining 106
– im Wasser 77
Bewegungsübungen
– aktive 75f.
– passive 75
Bextra® 59
Bilder, dreidimensionale 104
Bindegewebe 157
Bioprothesen 95f., 116
Biosynthese 65
Blutgefäße 18
Bluthochdruck 58
Bluttest 44
Bodymass-Index (BMI) 139f.
Bouchardarthrosen 41
Brennnesselextrakt 72f.
Broca-Formel 139
Brufen® 57

Brustschwimmen 134
BSE 29, 90f.
Bücken, richtiges 149
Bücktechnik 77
Bursitis 49

Celebrex® 59
Celecoxib 59
Chirotherapie 75
Chondroitinsulfat 13, 64f., 66, 114, 116f., 122, 158
Chondropics 96
Chondroprotektiva 64
Chondrozyten → Knorpelzellen
Chondrozyten-Transplantation 116, 156
Cold Pack 79, 145
Computer 25
Computertomographie 104
Cox-2-Hemmer (Cyclooxygenase-2-Hemmer) 59f., 114, 116
Coxarthrose 40, 134
Crashdiät 141
Cyclooxygenase 1 (COX 1) 59f.
Cyclooxygenase 2 (COX 2) 59f.

Dauerpositionen vermeiden 153
Dauerschmerzen 118
Dauerstress 58
Daumengelenk 12, 85
Deformierungen 19
Dehnübungen 121
DGE (Deutsche Gesellschaft für Ernährung) 142
D-Glucosaminsulfat 53
DHC Mundipharma® 61
Diabetes mellitus 23
Diadynamische Ströme 81
Diagnostik 18, 28, 36ff.
Diät, eierreduzierte 114, 117
Diäten 141
Diättipps der DGE 142
Diclofenac 57, 59
Differentialdiagnose 46ff.
Dihydrocodein 61
Dilaudid® 61
Diuretika 58
Doxizykline 157
Durchblutung 18, 79, 82, 85
Durchfall 57
Dysbalance, muskuläre 21, 113f., 116, 121
Dyspepsie 57

Eier 143
Einheilzeit 102
Einlagen → Schuheinlagen
Eisbeutel → Cold Pack
Eiswasserumschläge 79
Eiweiße → Proteine
Elektrotherapie 80, 113f., 119, 121
Ellenbogengelenk 47
Eltern als Vorbilder 25
Endoprothese → Gelenkersatz, künstlicher
Endorphine 132
Enelbin-Paste 62
Entlastung 26
Entspannungstechniken 144f.
Entzündungen 19, 53, 56f., 112f., 143
Enzyme 59f., 157
Erbium 109
Erbrechen 57
Erholung → Regenerationsphasen
Ermüdung, schnelle 37
Ernährung 24, 27, 34, 128
Ernährungsumstellung 141, 143
Erschöpfung 47
Essverhalten, gesundes 26

Fahrradfahren 123
Fallbeispiele 120ff.
Fangopackungen 79
Fastfoodgesellschaft 26
Fehlbelastungen 15, 22ff., 28, 113, 133
Fehlhaltungen feststellen 26
Feldenkrais-Methode 144
Femoropatellargelenk 41
Fernseher 25
Fett reduzieren 141f.
Fette → Lipide
Fettgewebe 157
Fibromyalgie 47f.
Fieber 47
Finalgon® 80
Fingergelenke 22, 41f., 47
Fisch 92
Fischknorpel 66
Fitness verbessern 132
Fitnessstudio 137f.
Fleisch 142f.
Fleischreduzierte Diät 114, 117
Flüssigkeit, synoviale → Gelenkschmiere
Flüssigkeitsdefizit 58
Flüssigkeitszufuhr 142
Folgeoperationen 105
Fragen an den Arzt 107
Freie Radikale 92, 143
Fritz-Stock 119
Früherkennung 18, 113, 155
Frühstadium 16, 19
Funktionen, koordinative 107
Funktions-/Schmerztest 39ff.
Funktionseinschränkungen 37
Fußball 98, 133f.
Fußgelenke 14, 100

Gefäße 47
»Gegenspieler« → Antagonisten
Gehhilfen 85, 86, 103, 106
Gehwagen 119
Gelatine 28f., 90f., 113f., 116, 121
Gelenk
– Funktionsverlust 21
– Mobilisation 106
– Spannungsgefühl im 19
– steifes 17 → Steifheit
Gelenkausrenkung 103
Gelenkbeweglichkeit 19
Gelenkblockierungen 75
Gelenkcheck 18 29, 113
Gelenke 12f., 32, 104
– Fehlstellungen 22f.
– schonen 133
Gelenkempfindlichkeit 21
Gelenkentlastung 106 → Gehhilfen
Gelenkerguss 19, 37, 44, 63, 121f.
Gelenkerkrankung, chronisch-degenerative 14
Gelenkersatz, künstlicher 17, 93, 100ff., 124
– Haltbarkeit 104f.
Gelenkfläche 17
Gelenkflüssigkeit 17, 45
Gelenkfunktion 18, 21, 53
Gelenkgeräusche 19
Gelenkinnenhaut 17f., 37, 70
Gelenkkapsel 13
Gelenkknochenoberfläche 13
Gelenkknorpel → Knorpel
Gelenkpflege 24f., 29, 158
Gelenkprozesse, entzündliche 23
Gelenkpunktionen 36, 44f.
Gelenkschmiere 13, 18, 64ff., 90
Gelenkschwellung 21, 35, 37
Gelenkspalt 13, 19f., 42, 65, 115
Gelenkspiegelung → Arthroskopie
Gelenkspülung 94
Gelenkstabilisation verbessern 123
Gelenkstoffwechsel normalisieren 108
Gelenktoilette 94, 116, 119, 123
Gelenkvergrößerungen 38
Gelenkverletzungen 18
Gels 62
Gemüse 92, 141ff.
Gene 22, 154
Gerüsteiweiß → Kollagenfasern
Gewebekultivierung → Tissue-Engineering-Produkt
Gewichtskontrolle 113f., 116, 131f., 138f.
Gicht 23, 44
Gleichstromtherapie 81
Glossar 159ff.
Glukokortikoide 53, 63, 117
Glukokortikoidinjektionen, intraartikuläre 63
Glukosaminsulfat 64, 65f., 114, 116f., 122, 158
Glykosaminoglykane 13
Golf 134
Gonarthrose 41, 65, 68, 134, 136
GO-ON 67
Grünlippmuscheln 65
Gruppentraining 132
Gymnastik 131, 134

Haiknorpel 65
Hallux valgus 41
Haltungsschwächen 25f.
Handball 134
Handgelenk 85, 100
Handstock 86
Hausmittel 62
Heben, richtiges 149
Heberdenarthrosen 42
Heilerde 62
Heilmittel, pflanzliche → Phytopharmaka
Heimtrainingsprogramm 137
Heparinsalbe 62, 79
Herz 47, 138
Herzinfarkt 60
Herzinsuffizienz 58
Herz-Kreislauf-Erkrankungen 139
Hilfsmittel, orthopädische 26, 28, 85ff.
Hochfrequenztherapie 79, 82
Homöopathika 54
Hox alpha® 72
Hüftbeugung 78
Hüfte 14, 26, 40, 43, 77, 86, 99f., 109, 124, 139
Hülsenfrüchte 141
Hyaject® 67
Hyalart® 67
Hyaluronsäure 13, 53, 64f., 66f., 114, 116
Hybrid-Endoprothese 124
Hybrid-Methode 101
Hydromorphon 61
Hypertonie → Bluthochdruck

Ibuprofen 57, 59
Immunsystem 68, 85
Implantate 93, 104
Indometacin 57
Indometacin-Gel 62
Infrarotbestrahlung 79
Infrarotkamera 104
Inlineskaten 134, 138
Innenmeniskusoperationen 122
Inspektion 38
Instabilität 37
Insuffizienz, muskuläre 113f., 115

Interleukin-1-Rezeptorantagonisten 53, 64, 68ff.
Interleukine-1 69f.
Ischiocrurale Muskulatur → Kniebeugemuskulatur
Isokinetisches Training 76
Isopropylalkohol 79

Joggen 13, 121, 134, 138
Joghurt 142
Johannisbeeren, Schwarze 92
Jucurba® forte 72

Kälte-/Wärmebehandlung 78ff., 114
Kältetherapie 121
Kapselbandapparat 18
Kapseln 12, 44
Kartoffeln 141f.
Käse 92, 142
Keratansulfat 65
Kernspintomographie 36, 43, 155f.
Ketoprofen 59
Klinische Diagnostik 36
Knickfüße 26
Knie 14, 41, 43, 47, 68, 86, 99f., 109, 122f., 139
Kniebeugemuskulatur 136
Kniegelenksstrecker (M. vastus medialis) 121
Knieschule 150
Knirschen/Knacken → Krepitation
Knochen 12, 14, 16, 32, 49, 156
Knochendeformierung 17, 42
Knochenmark 47, 157
Knochensklerosierung, subchondrale 42
Knochenszintigraphie 155
Knochenvorsprünge, wulstige → Osteophyten
Knochenzement 124
Knorpel 13ff., 27ff., 64ff., 112, 118, 131, 156
– Elastizität 16, 112
Knorpelflächen 16
Knorpelgewebe 16
Knorpelglättung 94f.
Knorpelglatze 20
Knorpelhautlappen 97
Knorpel-Knochen-Transplantation 95
Knorpelmatrix 90
Knorpelschaden 16
Knorpelschutz, fehlender 16
Knorpelschutzpräparate 64ff.
Knorpelshaving 94f.
Knorpelverlust 19f.
Knorpelzellen 13, 122, 156
– Absterben von 16
Knorpelzüchtung 123
Knötchen 42
Kohlenhydrate 141
Kollagenfasern 13, 28, 90, 154
Kopfgelenke 12
Körperbilder 40
Körpergewicht, gesundes 27, 29
Körperhaltung, gute 146
Kortison 58, 63
Kräftigungsübungen 121, 136ff.
Kraftlosigkeit 37
Kraftsport 134
Krafttraining 113f.
– isokinetisches 119, 134, 137
Krankengymnastik 28, 53, 78, 113
Kräutertees 142
Krebserkrankungen 139
Krepitation 19, 21, 37, 113
Kunstgelenk → Gelenkersatz, künstlicher
Kurzwelle 82
Kytta-Balsam 62

Laboruntersuchungen 36
Lavage → Gelenkspülung
Lebenseinstellung
– individuelle 23
– positive 145f.
Lebensqualität 25, 107, 124, 132
Lebensstil
– aktiver 131
– gesunder 24
Leichtathletik 134
Leistungssport 26, 91
Lendenkissen 147
Lipide 13
Lunge 47, 138
Lymphknoten 47

Magenblutung 57ff.
Magendurchbruch 57, 59
Magenkomplikationen, Risikofaktoren 58
Magenschmerzen 57
Magenschutzpräparat 59
Magnetfeldtherapie 84f.
Magnetresonanztomographie (MRT) 43
Mahlzeiten, gemeinsame 26
Marcumar 58
Massagen 113f.
Materialabrieb bei Prothesen 102
Materialpaarung 103
Matrix, gelartige 13
Medikamente 33, 38, 53ff.
– Langzeitgebrauch 55
– Nebenwirkungen 55, 151
– neue 157
– Risiko-Nutzen-Aufstellung 151
– Wechselwirkungen 55
– Zeitplan 151
Medikamentenabhängigkeit 55
Medikamenteneinnahme, richtige 151

Medizin
- komplementäre 88
- traditionelle 88

Meloxikan 57
Meniskusverletzungen 43
Metallpaarungen 102
Methoden, alternative 87ff.
Microfracturing 95f., 123f.
Mikrowelle 82
Milch 142
Mineralwasser 142
Mischpräparate 54
Misoprostol 58
Mobec® 57
Mobilisationstechniken 75
Mobilität 21
Molekularbiologie 154
Monoarthritis 47
Monozyten 69f.
Moorpackungen 79
Morgensteifigkeit 42, 47, 72
→ Anlaufschmerzen
Morphin, retardiertes 61
MST® 61
Müdigkeit 47
Murmeltierfett 54
Muskelaufbau → Aufbautraining
Muskelfunktionsanalyse 39, 121, 135
Muskelkorsett aufbauen 131f., 136
Muskelkraft, Klassifikation 39
Muskeln 12, 32, 44, 47, 49, 104
- als Paare 21

Muskelschmerzen 20
Muskelschwächen 38, 103
Muskelstatus 39, 74
Muskelverspannungen 17, 19ff., 72, 79, 81, 113ff., 135
Muskulatur 20, 27, 39

Nachkontrolle, jährliche 105
Nährstoffe und Knorpel 13
Nährstoffversorgung 27, 131f.
Nahrungsergänzungsmittel 90
National Institute of Health 105
Navigationssystem 104
Nerven 18, 81
Nervensteuerzentralen 18
Nervensystem, vegetatives 85
Neycondrin 68
Nierenfunktionsstörungen 58
- Risikofaktoren 58

Normalgewicht 140
NSAR (nichtsteroidale Antirheumatika) 53f., 56ff., 62, 65, 114, 121
Nudeln 141f.
Nüsse 92

O-Beine 22f., 26, 99
Oberschenkelmuskulatur 40, 136
Obst 92, 141f.
Omarthrose 41
Omeprazol 58
Operation 17, 93ff., 118
- achsenkorrigierende 28
- Nachbereitung 106
  → Rehabilitationszeit
- Vorbereitung 105

Operationsplanung, individuelle 103
Opioide 61, 116
Orthesen 85f., 119
Orthokin® -Therapie 68, 71, 114, 116
Orthopäde 18, 32
Ostenil® 67
Osteophyten 17, 37f., 42, 95, 115, 156
Osteoporose 42
Osteotomie → achsenkorrigierende Maßnahmen
Oxycodon, retardiertes 61
Oxygesic® 61

Palpation 38
Paprikaschoten 92
Paracetamol 56, 114, 116
Pasten 62
Pausen 152 → Regenerationsphasen
Pezzibälle 147
Pflanzenöle 92
Pflaster 62, 80
Physikalische Therapie 78ff.
Physiotherapeut 24
Physiotherapie 73ff., 113, 122
Phytopharmaka 54, 71
Plattfüße 26
Polyarthritis 46
Präparate, arthrosespezifische 53
Prävention
- primäre 24
- sekundäre 25

Prellungen 48, 81
Primäre Arthrose 22
Prognose → Früherkennung
Progressive Relaxation nach Jacobson 144
Prostaglandine 56, 59
Proteine 13, 69
Proteoglykane 13
Prothesen → Gelenkersatz, künstlicher
Prothesenmodelle 101, 124f.
PST® 82ff.
Pulsierende Signaltherapie 82ff.

Qi Gong 144
Quadrizeps 136
Quarkumschläge 62

Radfahren 27, 131, 133f., 138
Radiosynoviorthese 108
Rauchen 58

Reflexe 39
Regenerationsphasen 26, 28f., 85, 101, 143f.
Rehabilitationszeit 96, 98, 100, 102, 106
Rehaklinik 106
Reis 141f.
Retropatellararthrose 121
Rhenium 109
Rheumafaktoren 47
Rheuma-Hek® 72
Rheumakaps 73
Rheuma-Sern® 72
Rheumatische Erkrankungen 23, 32
Rheumatoide Arthritis 45, 46f., 108
Rinderwahn → BSE
Ringelblumensalbe 62
Risse 48
Rivoltan® 72
Roboter, computergestützte 103
Rofecoxib 59
Röntgendiagnose 16, 20, 36, 42, 104
Röntgenreizbestrahlung 108
Rückenmuskulatur 136
Rückenschule 150
Rümelinsches Anti-Arthrose-Konzept 112ff.

Saftschorlen 142
Salben 62, 80, 145
Schienbein 41
Schienen 85
Schlafstörungen 47, 85
Schleimbeutelentzündung → Bursitis
Schlüssellochtechnik 94
Schmerzbewältigung 143ff.
Schmerzen 17ff., 23, 27, 32, 35, 37, 53, 112f., 115, 133
Schmerzkiller Endorphine 132
Schmerzmanagement-Maßnahmenplan 129
Schmerzreize blockieren 80
Schmerzskalen 39
Schmerztagebuch 40
Schonhaltung 20
Schuheinlagen 26, 85, 87
Schuhsonderanfertigungen 28
Schuhwerk, richtiges 152
Schuhzurichtungen 86
Schultergelenk 41, 47, 100
Schweinefleisch 143
Schwellstromtherapie 82
Schwellungen 17, 19, 115
Schwimmen 27, 131, 134, 138
Sehnen 32, 44, 47f.
Sehnenentzündung → Tendinitis
Sehnenzerrung 81
Sekundäre Arthrose 22f.
Selbstbewusstsein, mangelndes 130
Selbstbild, positives, gewinnen 130, 132
Selbstheilungskräfte anregen 82
Selbsthilfegruppen 153
Selbstmedikation 54ff.
Selen 143
Signaltherapie 114, 121
Sitzkissen 147
Sitzmöbel, spezielle 147
Sitzposition, aufrechte 146f.
Skifahren 98, 134
Skilanglauf 123, 134
Sklerosierung, subchondrale 16
Sodbrennen 57
Sogoon® 72
Sonnenblumensamen 92
Spätstadium 17f.
Spaziergänge, regelmäßige 131, 138
»Spieler« → Agonisten
Sport 19, 25, 27, 29
Sportarten, gelenkbelastende 134
Sportarten, gelenkschonende 133f.
Sportverletzungen → Verletzungen
Spreizfüße 26, 41
Sprunggelenk 41
Squash 133f.
Stadium
– mittleres 17, 115ff.
– spätes 118ff.
Stammzellen, regenerationsfähige 157
Stauchschmerz 41
Steifheit 21, 32, 37, 47, 65, 135
Stoffwechselaktivierung 82
Stoffwechselstörungen 23
Störfeld, intraartikuläres 94
Stress 132
Stretching 121
Studiotrainer, qualifizierter → Fitnessstudio 137
Sturzrisiko senken 86
Substanzen, radioaktive 109
Symptomatologie, klinische 42
Symptome 18ff., 23, 33, 35ff., 113
Synovialflüssigkeit 97
Synovialis → Gelenkinnenhaut
Synovialmembran 155
Synovialuntersuchung → Gelenkpunktionen
Synvisk® 67
Szintigraphie 36, 43

Tagesablauf organisieren 152
Tai Chi 144
Tanzen 134
Teilnarkose 103
Teltonal® 72

Tender Points 48
Tendinitis 49
Tennis 98, 133ff
– Bodenbelag 135
TENS (Transkutane elektrische Nervenstimulation) 80
Teufelskrallenwurzelextrakt 54, 72, 114
Therapie
– bei schmerzhafter Arthrose mit Entzündung 114, 120
– bei schmerzhafter Arthrose ohne Entzündung 113, 119
– bei stummer Arthrose 113, 118
– Checkliste 109
– manuelle 75
– physikalische 122
– chinesische 89
– konservative 53ff.
Tibia → Schienbein
Tilidin/Naloxon 61
Tissue-Engineering-Produkt 97, 154
Titan 101
Toilettensitzerhöhung 119
Topische Arzneimittel 62
Tragekomfort von Prothesen 102
Tragen, richtiges 149
Trainingszeiten festsetzen 129
Traktionsbehandlungen 75
Tramadol 61
Tramal® 61
Trendsportarten 15
Tumorbildung 42f.

Überbelastungen 15, 22f., 28, 81, 113
Übergewicht 22ff., 113, 138ff.
→ Gewichtskontrolle
Überwärmung 35, 121
Übungen, gymnastische 27
Ultraschall 44
Umane Meeresschlickbinden 62
Umschläge, warme 145
Umstellungsphasen 128
Ungleichgewicht, muskuläres, beseitigen 121
Unterarmgehstütze 86, 106, 153
Untersuchung
– klinische 18
– körperliche 38ff.
Untersuchungsverfahren, nuklearmedizinisches 43

Valdecoxib 59
Valoron® 61
Vegetarier 143
Veränderungen
– degenerative 115
– subchondrale 155
Verankerung, zementierte 101
Veranlagung, genetische 22
Vererbung 23
Verfahren
– bildgebende 42ff.
– minimalinvasive 94
Verlaufsdiagnostik 155
Verletzungen 15, 22, 32, 48f
Verrenkungen 48
Verschleißerscheinungen 15
Verstauchungen 48, 81
Verstimmungen, depressive 132
Vertragsabschluss, persönlicher 129f.
VIOXX® 59
Viskosität 66
Viskosupplementierung 67
Vitalität erhöhen 85, 132
Vitamin C 92, 114, 121f., 143
Vitamin D 92, 114, 121f.
Vitamin E 92, 114, 121f., 143
Vitamine 91f.
Vogelknorpel 66
Vollkornprodukte 141f.
Vollnarkose 95, 103
Voltaren Emulgel 62
Voltaren® 57
Vorbild, elterliches 26

Wachstum 25
Walken 27, 123, 131, 133f., 138
Wandern 134, 138
Wärmeanwendungen 145
Wärmetherapie 113f.
Warnsignale 21
Wechseloperationen 101
Weichteilrheumatismus 47
Weichteiltechniken 75
Weidenrinde 54, 73
Whirlpool 145
WHO (Weltgesundheitsorganisation) 61
Wirbelsäule 14, 26
Wohlbefinden, persönliches 128
Wundschmerzen 103
Wurst 142

X-Beine 22f., 26, 99

Yttrium 109

Zeel 68
Zeichen, klinische 36f.
Zelltherapie 157
Zement → Verankerung, zementierte
Zentner A-Klasse (Magnetfeldmatte) 84
Zerrungen 48
Zielsetzungen, realistische 128ff.
Zucker-Eiweiß-Verbindungen
→ Proteoglykane
Zweitoperation 105
Zytokine 72